dr. med. ulrich
strunz

das geheimnis der gesundheit

HEYNE ‹

dr. med. ulrich
strunz

das geheimnis der gesundheit

verblüffende
neue erkenntnisse
aus der welt
der medizin

HEYNE ‹

Impressum

4. Auflage
Originalausgabe 10/2010

© 2010 by Wihelm Heyne Verlag München
in der Verlagsgruppe Random House GmbH

Haftungsausschluss

Redaktion: Marion Grillparzer, Ernst Dahlke
Coverdesign: Martina Eisele, Grafik-Design, München
Layout, Satz: Buch-Werkstatt GmbH, Bad Aibling

Druck und Verarbeitung: GGP Media GmbH, Pößneck

Printed in Germany

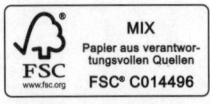

MIX
Papier aus verantwor-
tungsvollen Quellen
FSC® C014496
www.fsc.org

Verlagsgruppe Random House FSC-DEU-0100
Das für dieses Buch verwendete
FSC®-zertifizierte Papier *Lux Cream*
liefert Stora Enso, Finnland.

ISBN 978-3-453-65013-8

Inhalt

▶ 216 einfach gut drauf

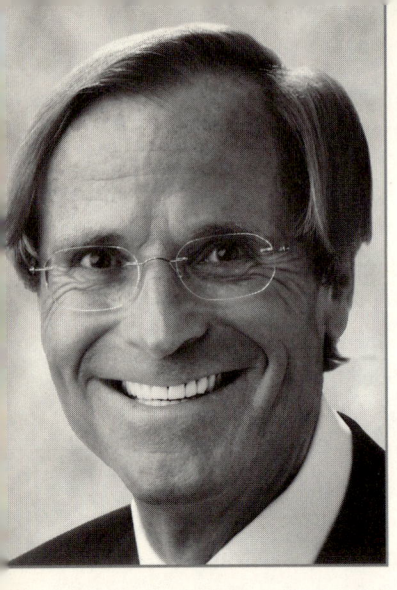

Vorwort

»Das Geheimnis der Gesundheit« lautet der Titel dieses Buches. Was steckt denn da nun wieder dahinter? Ganz einfach:

▶ 1. Das Wissen der Menschen. Die Menschen wissen nämlich oft mehr als der Doktor. Die erfahren nämlich. Täglich. Millionenfach. Also kann ich von denen lernen – und Sie auch. Nehmen wir ein Beispiel: Wenn jemand für einen Marathon 2:44 h braucht, dann ist er gut. Dann ist er sogar sehr gut. Die Definition für »sehr gut« ist bekanntlich: besser als ich. Dann weiß er aber auch viel. Dann hat er sich viel mit dem Körper, mit der Ernährung, mit der Regeneration, auch mit diszipliniertem Denken beschäftigt. Solche Menschen brauchen in der Regel keinen Arzt. Wenn ein solch lebenskluger Mensch, knapp 50 Jahre alt, sich dennoch bei einem Arzt bedankt, dann … steht das in diesem Buch:

»Seit dem 15. Lebensjahr habe ich an den Augenbrauen ein Seborrhoisches Ekzem (Seborrhoische Dermatitis) … Laut Wikipedia: ›Eine Heilung im eigentlichen Sinne ist nicht möglich.‹ In diesem Winter, bis heute trat das Ekzem nicht mehr auf. Die Kortisonsalbe habe ich nicht ein einziges Mal aufgetragen. Ich schreibe das nur den Änderungen in der Ernährung zu.«

Und was hat er also getan? Wörtlich: »Kaum mehr Kohlenhydrate, viel Eiweiß, viele Vitamine und Mineralstoffe, viel Omega 3.«

Und er meint abschließend: »So einfach kann Hilfe sein.« Sehen Sie, das fällt unter Geheimnis Gesundheit!

▶ 2. Meine Lieblingsbeschäftigung: Stöbern. Täglich 20 bis 30 Fachzeitschriften – freilich Medizinzeitschriften – durchstöbern. Da filtere ich Ihnen das Interessante raus. Das, was Ihnen Lebenszeit schenkt und Lebensfreude – das Geheimnis der Gesundheit.

▶ 3. Das, was nicht in der Zeitung steht. Also lesen Sie in diesem Buch all das, was nicht (so deutlich) in der Zeitung steht. Zum Beispiel nicht in unserer. Es dauert schließlich zehn Jahre, bis das amerikanische Wissen bei uns in Deutschland ankommt. Wie zum Beispiel, dass Folsäure Herzinfarkt verhindern hilft. Dass Vitamin D Krebs vorbeugt … Außerdem wird ja auch längst nicht alles geschrieben. Man darf doch nicht sagen, dass Müsli unsere Kinder fett macht. Oder: Dass ein 88-Jähriger eben gerade nicht gestorben ist an seinen 25 Eiern täglich, im Gegenteil …

Freuen Sie sich mit mir über die vielen kleinen Geheimnisse der Gesundheit.

Herzlichst Ihr

U. Strunz

die neue
medizin

... so, wie wir sie uns wünschen,

sieht ein bisschen anders aus.

sie ist glaubwürdig.
kennt weniger »aber«,

dafür mehr den menschen.

der wiederum fragen stellt – und
auch eigenverantwortung übernimmt.

das beste daran: alle gewinnen!

an freude, an energie,
an lebenszeit.

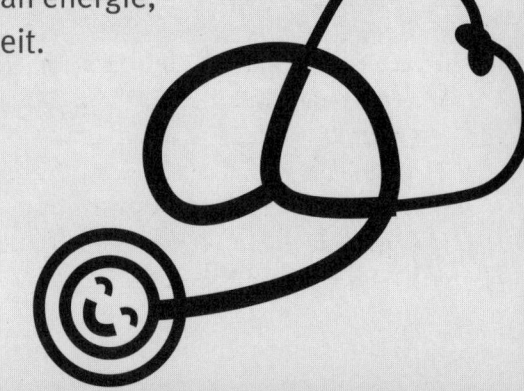

Handelnde Chirurgen

Chirurgen sind Ärzte, vor denen ich größten Respekt habe. Chirurgen gucken Sie nicht schräg an, sagen »Äähh« und machen dann einen zögerlichen Vorschlag, sondern: Chirurgen handeln. Tun etwas. Bewirken etwas. Chirurgen haben mein Leben gerettet.

Nur bitte, bitte Vorsicht. Genau das ist es nämlich: Der Chirurg handelt. Das ist sein Beruf. Ob der aber handeln soll, müssen Sie entscheiden. Vorher. Und hier fangen die Schwierigkeiten an. Sie, liebe Leser, denken mir als Patient oft nicht genügend nach. Lassen Sie mich das illustrieren. An einem Brief von heute:

»Als ich am … in Ihrer Praxis war, haben Sie mir von einer Umstellungsosteomie abgeraten und dafür Muskelaufbau empfohlen. Ich habe die Operation abgesagt und Ihren Rat befolgt. Zwar habe ich das »stündlich« nur knapp vier Wochen durchgehalten und dann nur noch jeden zweiten Tag trainiert, doch ich kann jetzt wieder (fast) schmerzfrei joggen.«

Worum ging's da? Um beide Beine. Krumm, schief – deswegen Schmerzen in Knie und Hüften. Also sagt der Chirurg: »Ich schneide Ihnen einen Keil aus dem Schienbein heraus, nagle die Knochen wieder zusammen, und dann sind die gerade.« Tja. Ich hätte da Angst. Und weil ich weiß, was Muskeln alles können, habe ich den obigen Rat gegeben.

Muskelaufbau. Weil's hier um die Wurst geht, natürlich nicht zweimal die Woche, sondern stündlich. Sie haben richtig gehört. Stündlich. Denn ich kenne Sie: Mehr als 1, 2, 3 Minuten halten Sie ja doch nicht durch. Nur Profis trainieren eine oder zwei Stunden ihre Muskeln. Bei denen genügt zweimal die Woche. Bei Ihnen: stündlich! Der Patient hat das ernst genommen. Erfolg siehe oben.

Woher ich solche Sachen weiß? Weil man mir mit 19 Jahren auch beide Schienbeine durchsägen wollte, die gleiche Operation machen wollte. Ich habe 17 Professoren um Rat gefragt. Der 18. hat mir den richtigen gegeben. Siehe oben.

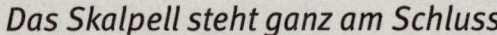

GEHEIMNIS GESUNDHEIT

Das Skalpell steht ganz am Schluss

Chirurgen sind bewundernswert, aber mit Vorsicht zu genießen. Holen Sie immer, wirklich immer, bevor Sie sich unter ein Messer legen, weiteren Rat ein.
Am besten 18-mal!

Tödliche Medikamente

Medikamente können tödlich sein. Das ist ja bekannt. Je nach Quelle lese ich von bis zu 300 000 Toten pro Jahr in den USA. Verursacht durch Tabletten. Je nach Quelle ist die Medikamentenvergiftung die dritthäufigste oder eben die häufigste Todesursache in den USA. Das sind Fakten, die zumindest qualitativ richtig sind. Wenn auch die Zahlen schwanken. Warum ist das so? Warum bringen wir – ganz sicher, ohne das zu wollen – einander ins Grab?

Eine mögliche Antwort gibt uns die Molekularmedizin. Die sich ja zunehmend molekulargenetisch definiert. Da gibt es nämlich ein Gen namens CYP2D6. Ein Gen, das eine entscheidende Rolle bei der Entgiftung von pflanzlichen Chemikalien, aber eben auch von Medikamenten spielt. Dieses Gen nun ist bei manchen Menschen in mehr als drei Kopien vorhanden. Solche Personen entgiften Medikamente derart schnell, dass oft keinerlei Wirkung eintritt. Keinerlei Wirkung! Denken Sie darüber einmal nach.

Bei anderen Menschen wiederum fehlt dieses Gen völlig. Dies ist der Fall bei rund zehn Prozent der westlichen Bevölkerung. Und das hat zur Folge, dass »normale« Medikamentendosen zu einer Vergiftung führen (Bauer (2003), *DÄ* 100: A1654 sowie Maier (2008), *Eur Arch Psychiatrie Clin Neurosci* 258:12).

Wenn diese wissenschaftlichen Fakten bei uns Hausärzten bekannt wären, hätten wir keine ruhige Nacht mehr. Könnten wir nicht mehr schlafen. Würden wir uns nicht mehr trauen, irgendwelche Tabletten zu verschreiben. Zum Glück wissen wir das nicht. Jedenfalls nicht alle.

GEHEIMNIS GESUNDHEIT

Nach anderen Methoden fragen

Fragen Sie immer, wenn Ihnen der Arzt eine Pille verschreibt, ob es auch ein Mittel ohne Nebenwirkungen gibt. Ob man das aktuelle Wehwehchen auch mit Bewegung heilen kann, mit richtigem Essen, mit Meditation, mit Atemtherapie ...

Wirkungslose Blockbuster

Das größte Biotechunternehmen der Welt, gleichzeitig Europas erfolgreichster Pharmakonzern ist ROCHE. Wird geführt von Severin Schwan. Wenn der nicht weiß, wer dann? Und Severin Schwan weiß sehr viel (*Capital* 2/2010, S. 78):

»Wenn Ihnen der Arzt ein Mittel verschreibt, liegt die Chance, dass es bei Ihnen auch tatsächlich wirkt, im Durchschnitt bei 50 Prozent.

Herceptin zum Beispiel, unser Arzneimittel gegen Brustkrebs, wirkt nur bei rund 20 Prozent. Und ist gemessen am Umsatz trotzdem ein Blockbuster (pro Behandlung 40 000 €).

Die heutigen Medikamente setzen alle an rund 100 Zielmolekülen an. Gemessen an den mehr als zwei Millionen Proteinen im menschlichen Körper ist das sehr wenig.«

Severin Schwan ist ein kluger Mensch. Der weiß etwas. Wenn wir Ärzte das wüssten, was der hier in drei Statements von sich gibt, … könnten wir nicht mehr schlafen. Zum Glück wissen wir es nicht.

Apropos Zielmoleküle: Die Medikamente der Natur, nämlich die Aminosäuren, die Vitamine und Omega-3, setzen mit Sicherheit nicht nur an 100 Zielmolekülen an. Was die Pharmaindustrie da produziert, ist doch eigentlich kläglich. Und genau das weiß Severin Schwan.

Ich glaube, der wundert sich. Wundert sich über den – dennoch! – Riesenumsatz der Pharmafirma ROCHE.

Fragen Sie: Was steckt hinter der Statistik?

Lassen Sie sich von Ihrem Arzt die Statistik zu der Wirkung eines Medikamentes immer genau erklären. Wenn ein Medikament wie Tamoxifen das Brustkrebs-risiko halbiert, muss man schon wissen, welches Risiko da halbiert wird. Hat die Frau ein Risiko von vier Prozent, dass der Krebs in der zweiten Brust auch auftaucht, dann wird das Risiko zwar halbiert – aber es sind nur läppische zwei Prozent, für die man wahnsinnig viele Nebenwirkungen in Kauf nimmt.
Das Gleiche gilt für all die Mittel, die es für viele Krankheiten gibt: Bluthochdruck, Fettstoffwechselstörungen, Diabetes Typ 2 ... Lassen Sie sich immer die Statistik erklären!

Wohlbefinden vom alternativen Rezeptblock

Eine Ärztezeitschrift (*MMW* 51/2009) konstatiert ganz trocken und richtig:

»Ursache des Typ-I-Diabetes-mellitus: Untergang der Betazellen in der Bauchspeicheldrüse mit nachfolgendem Insulinmangel. Einzig wirksame Therapie: Insulinsubstitution.« Und berichtet jetzt mit leichtem Bedauern, dass solche Patienten sich »vielleicht ohne das Wissen des Arztes« sogenannten komplementärmedizinischen Methoden zuwenden. Also die Schulmedizin verlassen. Also ihren Diabetes auch mit Zimt und Magnesium und mit Tee behandeln.

Leider. Obwohl doch kaum eine Behandlung logischer ist als die des Typ-I-Diabetes-mellitus (nämlich Insulin spritzen).

Nun hat man diese Diabeteskranken (342) einfach einmal befragt. Gefragt, weshalb sie dem Arzt untreu werden. Die Antworten sind verblüffend:

Hauptziele waren eine Steigerung des allgemeinen Wohlbefindens, gefolgt von einer Verbesserung der Blutzuckerstabilität, einer Reduktion des Blutzuckerspiegels unter Insulindosis, sowie die Verbesserung der körperlichen Fitness.

Mehr Wohlbefinden! Ja, du meine Güte! Ich dachte, darum geht es überhaupt im Leben, sowohl bei der Gesundheit als auch bei der Behandlung einer Krankheit. Wieso muss man da »nebenrauszielen«, weshalb muss man hier die Schulmedizin verlassen?

Wir sind hier mitten im Thema. Im Kern der neuen Medizin. Der Frohmedizin. Mag ja sein, dass zehn Prozent des

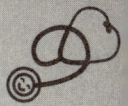

Körpers streiken, krank sind. Nur vergessen wir Schulmediziner sehr häufig, dass der Mensch noch gesunde 90 Prozent hat. Um die man sich vielleicht kümmern … könnte.

Mehr Wohlbefinden! Neben der Schulmedizin erhältlich. Eine entlarvende wissenschaftliche Veröffentlichung.

Intensivmedizin: Kartoffelbrei & Bier

Ich bekam einen traurigen Brief, den ich mit einem ganz anderen Hintergedanken an Sie weitergeben möchte. Der Hintergedanke jetzt ist: Ist doch nicht bös gemeint! Bleiben wir fair. Manchmal wissen wir's doch auch nicht besser. Nach dieser Einleitung der traurige Brief:

»… bleiben Sie lästig! Wenn frau es auch manchmal nicht glauben kann, Sie haben so recht! Mir wurde das in den letzten Tagen dramatisch vor Augen geführt. Mein Vater hatte vorletzte Woche Herzrhythmusstörungen mit Herzstillstand. Er wurde erfolgreich reanimiert und in künstliches Koma versetzt. Mittlerweile ist er wieder ohne Hirnschäden aufgewacht. Am zweiten Tag nach der Sonderernährung bekam er auf der Intensivabteilung Kartoffelbrei und Bier!! Dem ist nichts mehr hinzuzufügen.«

Ja gut. Natürlich kann ich hier sehr sarkastisch kommentieren. Intensivstation. Kartoffelbrei und Bier. Aber dennoch: Ich bin der festen Überzeugung, dass wir grundsätzlich im täglichen Umgang davon ausgehen können, dass es nicht böse gemeint ist. Oft denken wir uns einfach nichts dabei. Und bemerken nicht, dass der andere innerlich hochgeht.

Sie merken schon: Bei solch einem Brief, bei so viel empfundenem Leid fehlt mir der übliche Spott. Geht einfach nicht.

GEHEIMNIS GESUNDHEIT

Eiweiß erspart Krankenhaustage

Wenn Sie einen Menschen lieben, dann bringen Sie ihm gesundes Essen ins Krankenhaus. Dann kommt er auch gesund wieder heraus. Zum Beispiel Eiweißshakes. Ausreichend Eiweiß verkürzt nämlich nachweislich den Krankenhausaufenthalt nach Operationen. Glauben Sie mir – das funktioniert auch bei Aufenthalten nicht unter dem Skalpell.

Mehr über Eiweiß lesen Sie ab Seite 110.

Aberglaube in der Medizin

Das Mittelalter ist noch längst nicht vorbei. Das glauben Sie bloß. Aberglaube und Vorurteil beherrschen die Medizin auch heute noch. Nachzulesen in einer der besten medizinischen Fachzeitschriften der Welt, in *JAMA* 2009; 3016: 636. Da wurde in höchst verdienstvoller Weise mal die gesamte Literatur durchgesehen. 39 Studien zusammengefasst – und klar gezeigt, dass übergewichtige Mütter ein doppelt so hohes Risiko haben, missgestaltete Kinder zur Welt zu bringen. Also mit angeborenem Herzdefekt, mit Lippen-Kiefer-Gaumenspalte, Wasserkopf, verkümmerten Armen und Beinen usw.

Und sehr richtig kommentiert Frau Prof. Dr. Judith Rankin: »Frauen, die schwanger werden möchten, sollten zunächst ihr Gewicht kontrollieren.«

Und dann kommt der Satz aus dem tiefsten Mittelalter: »Während der Schwangerschaft ist es falsch, das Gewicht zu reduzieren. Dann ist es viel wichtiger, ›sensibly‹ und ›healthily‹ zu essen.«

Ah ja. Hatten wir uns in den letzten Jahren nicht weltweit geeinigt (Harvard University), dass der Mensch nur gesund, nämlich genetisch korrekt zu essen braucht, um schlank und fit und glücklich zu werden? Und dass das natürlich besonders wichtig wird bei übergewichtigen Schwangeren. Siehe obige Studie!

Frau Prof. Rankin lebt heute noch mit dem Aberglauben, dass schlank machendes Essen schädlich und daher in der Schwangerschaft verboten sei. In der Zeit müsse man – ja was eigentlich? – »healthily« essen. Würde ich übersetzen mit »reinhauen«. So sieht's dann ja auch meistens aus.

Manchmal schwillt mir der Kamm. Bitte entschuldigen Sie meinen Ton.

GEHEIMNIS GESUNDHEIT

Genetisch korrektes Essen

Das kann man ganz kurz sagen: Essen Sie Leben. So viel wie möglich Frisches, wie es die Natur Ihnen zubereitet. Verzichten Sie so gut es eben geht auf Industriemüll – viereckiges Essen aus der Fabrik. Achten Sie viermal am Tag auf Eiweiß: Fisch, Geflügel, Wild, Hülsenfrüchte, Tofu, Eier, Hüttenkäse, Eiweißshake ... Essen Sie dazu viel, viel Wasser mit Vitaminen: Obst und Gemüse. Sehen Sie Kohlenhydrate – also Brot, Nudeln, Reis, Süßes und Co. – als Luxus an. Essen Sie davon Luxusmengen. So viel, wie Ihr Muskel verbrennt. Mehr lesen Sie in meinem Buch »Die neue Diät«.

Wer heilt, hat Recht!

In der Medizin gilt: »Wer heilt, hat Recht.« Und da zählt nicht nur Wissenschaft. Von den echten, unverkopften, fühlenden Menschen können Sie viel mehr lernen. Deswegen werden Sie in diesem Buch viel von meinen Lesern lesen, tja – und lernen … Soeben schreibt mir ein Läufer. Ein kluger Läufer. In außerordentlich plastischer Sprache. Er möchte uns allen etwas mitteilen:

»… gestatten, ich darf Sie korrigieren. Nicht das Fett blockiert die Verdauung im Magen, sondern der Dünndarm, besser gesagt, der verklebte Dünndarm. Vielleicht werden Sie sich erinnern, ich schrieb Ihnen, dass ich seit geraumer Zeit auf Kuhmilchprodukte verzichte. Nicht nur, dass daraufhin mein Eiweißspiegel enorm stieg, nein, auch das Essen lag mir seitdem nicht mehr so lange im Magen. Der Dünndarm nimmt dem Magen einfach eher das Vorverdaute ab. Wenn aber der Dünndarm mit dem Kasein der Kuhmilch völlig verklebt ist, dann fleht er den Magen an, er solle bitte noch warten, er sei noch nicht so weit. Die Übernahme des Nahrungsbreies aus dem Magen an den Dünndarm verzögert sich einfach um Stunden. Dieses Klagen höre ich immer von meiner Tochter und meiner Lebensgefährtin. Wenn denen beim Laufen drei Stunden nach dem Mittagessen dasselbe noch im Magen rumschaukelt, ich aber locker und frei bin, dann weiß ich, meinen Kuhmilchliebhaberinnen geht es schlecht.«

Jedem naturwissenschaftlich denkenden Arzt dreht sich natürlich der Magen herum, wenn er da etwas von »verklebt« liest. Aber genau darum geht es ja nicht. Es geht um »wer heilt, hat Recht«. Und wenn Ihr Eiweißspiegel plötzlich dramatisch ansteigt, Ihr Immunsystem unüberwindbar wird, Ihr roter Blutfarbstoff in die Höhe schießt und Sie immer schneller rennen ... dann hat dieser Läufer mit seinen plastischen Bildern eben doch Recht gehabt. Auch das ist »Neue Medizin«. Unverkopft. Verstehbar.

GEHEIMNIS GESUNDHEIT

Lesen Sie im Blut, hören Sie auf Ihren Körper

Das Blut erzählt viel. Warum man ständig müde ist, warum das Fett nicht weggeht, warum man ständig Erkältungen hat, warum man unter Schlafstörungen leidet, Nervosität, Muskelkrämpfen, warum das Herz nicht im Rhythmus schlägt ... All das und noch viel mehr kann ein guter Arzt in Ihrem Blut lesen. Ob es dort mangelt an Hormonen, an Mineralien, an Aminosäuren, an Vitaminen. Und meistens kann er, indem er einen Mangel mit einem fehlenden Vitalstoff behebt, ein Ihnen sehr, sehr lästiges Symptom ausrotten. Also: Hören Sie auf Ihren Körper, wenn er sagt: Das verklebt meinen Magen, das macht mich müde, hier wach ich auf ... und hören Sie darauf, was Ihr Blut erzählt.

Die neue Medizin braucht auch Mut

Erinnern Sie sich? Schweinegrippe 2009? Tägliche Katastrophenmeldungen in den Zeitungen? 50 Millionen Impfdosen gekauft. Benötigt etwa sieben Millionen. Und der Rest?

Kaum guckt man über die Landesgrenzen, geht es auch anders. In Polen. Auch dort gibt es eine Gesundheitsministerin. 53 Jahre, Ärztin. Die trat in der großen Impfdebatte ans Rednerpult und sprach: »Als Ärztin ist mein oberster Grundsatz, niemandem zu schaden.« Deshalb werde Polen sich gegen den Rest Europas stellen: »Wir werden keinen Impfstoff gegen die Schweinegrippe kaufen.«

Und sie fragte: »Ist es meine Pflicht, Verträge zu unterschreiben, die im Interesse der Polen liegen oder im Interesse der Pharmakonzerne?«

Mut. In verantwortlicher, für das ganze Land verantwortlicher Position solche Sätze zu prägen, sich gegen den Mainstream zu stellen ... außergewöhnlich.

Hätten Sie, hätte ich in gleicher Situation den gleichen Mut besessen?

Nachzulesen im *Spiegel* 10/2010.

Die neue Medizin – beugt vor und hilft

Vitamin D heißt: Raus aus der Hölle, und das für eine zunehmende Anzahl von wirklich kranken Menschen. Menschen, die an multipler Sklerose leiden. Eine Autoimmunkrankheit. Erst Kribbeln in den Armen, dann Schwäche und schließlich zunehmende Lähmung in Armen und Beinen. Zieht sich über Jahre hin.

Natürlich hat die Medizin Mittel und Wege. Cortison. Interferon. Hilft, hält auf, verzögert, stoppt manchmal …

Und jetzt Vitamin D. Sonnenvitamin D. Schon lange weiß man aus Großstudien, dass multiple Sklerose in Ländern mit mehr Sonne weniger häufig auftritt. Und dass Menschen, deren Mütter in der Schwangerschaft oder die selbst als Kinder mehr Vitamin D im Blut hatten, ein geringeres Risiko in sich trugen, an multipler Sklerose zu erkranken. Das ist bekannt.

Professor B. Taylor (Hobart) hat jetzt Zahlen von 145 MS-Patienten veröffentlicht. Er berichtet:

»Je höher der Vitamin-D-Spiegel im Blut, desto weniger häufig traten neue Schübe auf. Genauer: Für jeweils 10 nmol Zuwachs an Vitamin D fiel das Risiko eines erneuten MS-Schubes um 10 Prozent. Wurde der Vitamin-D-Spiegel im Blut verdoppelt, halbierte sich das Risiko für einen Rückfall.«

Eine wichtige Beobachtung! Es häufen sich in den letzten Wochen, Monaten, Jahren solche Studien. In denen gezeigt wird, dass angeblich so lächerliche Stoffe wie Vitamine genauso gut oder besser wirken als anerkannte »harte« Präparate wie Cortison, Interferon, Chemotherapie usw.

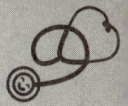

Und es häufen sich für mich so glückliche Studienergebnisse, die zeigen, dass die Natur, dass Vitamine nicht nur vorbeugend, also vorher genommen werden müssten, sondern auch dann helfen können, wenn es ja eigentlich bereits zu spät ist.

All das habe ich in 17 Jahren Universität (17 Jahre meines Lebens!) nicht gelernt. Ich bin glücklich, diesen Paradigmenwechsel der Medizin bewusst, wach und als aktiv handelnder Arzt miterleben zu dürfen. Auch wenn ich unsere Gesetze nicht immer verstehe …

GEHEIMNIS GESUNDHEIT

Apropos Hippokrates

Medizin lässt sich ja auch historisch betrachten.
Kurz und knapp auf den Punkt gebracht:

2000 v. Chr.	Hier, iss diese Wurzel!
1000 n. Chr.	Diese Wurzel ist heidnisch.
	Hier, sprich dieses Gebet!
1850 n. Chr.	Dieses Gebet ist Aberglaube.
	Hier, trink diesen Trank!
1940 n. Chr.	Dieser Trank ist Placebo.
	Hier, schluck diese Tablette!
1985 n. Chr.	Diese Tablette wirkt nicht.
	Hier, nimm dieses Antibiotikum!
2000 n. Chr.	Dieses Antibiotikum ist künstlich.
	Hier, iss diese Wurzel!

Glauben Sie bloß nicht, dass nicht auch wir Ärzte manchmal nachdenklich werden.

Gesetz ist leider (noch) nicht Gesundheit

RDA ist die »empfohlene Tagesdosis« in Deutschland gemäß der »europäischen Nährwertkennzeichnungsrichtlinie«, abgeschrieben von der »Recommended Daily Allowance« in den USA. Sagt uns, wie viel Kalzium oder Vitamin E Sie täglich brauchen. Ganz egal, ob Sie jung oder alt sind, männlich oder weiblich, körperlich oder geistig arbeitend, Sportler oder Superstarfan, krank oder gesund, dünn oder dick. Für jeden gleich. Rätselhaft.

Diese deutsche Mengenangabe ist übrigens keine Empfehlung, sondern gesetzlich bindend. Fragen Sie einmal Hersteller von Nahrungsergänzungsmitteln. Fragen Sie einmal Ihren Apotheker. Und diese RDA hat eine zweite rätselhafte Eigenschaft. Sie verändert sich im Lauf der Jahre. Nehmen wir Vitamin C. Die RDA für Vitamin C war ursprünglich 15 Milligramm. Genau die Menge, die Skorbut verhindert. In der Folge wurde der RDA-Wert auf 30 Milligramm täglich, dann auf 70 Milligramm und heute auf über 100 Milligramm angehoben. Wieso eigentlich? Na ja, ist halt so. Gesetz ist Gesetz.

Meine Sichtweise war immer eine andere. Gesundheit ist Gesundheit. Entscheidend ist der menschliche Körper. Und nicht das Gesetz. Genauso denken auch andere. Denkt Prof. Dr. Ames, Nobelpreisträger, der meistzitierte Biochemiker unserer Zeit.

Der hat einfach nachgemessen, wie viel Vitamin C gesunde Spermien brauchen. Vielleicht nicht ganz unwichtig für unseren Nachwuchs. In Deutschland. Prof. Ames hat

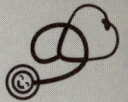

damals, als 30 Milligramm Vitamin C offiziell genug waren, gleich 300 Milligramm getestet. Das Zehnfache des RDA-Wertes! Und nicht einmal diese Megadosis (so heißt der übliche Vorwurf doch immer: Megadosis! Gefährlich!) war »ausreichend für gesunde Spermien. Der tatsächlich optimale Wert lag noch höher.«

So viel zur RDA. Muss auf jeder Packung abgedruckt erscheinen. Muss also stimmen … Und wir wundern uns über den mangelnden Nachwuchs in Deutschland.

GEHEIMNIS GESUNDHEIT

Meine kleinen Megadosen

Ich lerne von den Tieren. Die machen sich ihr Vitamin C selbst. Sogar die Ratte. Und die macht sich umgerechnet fünf Gramm täglich. Die nehme ich auch. Übrigens: Unter Stress macht sich die Ratte 100 Gramm. Und kriegt nicht mal Durchfall davon!

Die neue Medizin heißt Molekularmedizin

Die *Wirtschaftswoche* ist ein Wirtschaftsmagazin. Kennen die meisten von Ihnen. Texte sind trocken. Seriös. Und natürlich auch die Leserbriefe. Manchmal allerdings treffen die voll ins Schwarze. So am 8.2.2010. Da schreibt

Gerhard Ankenbauer über die Möglichkeit, Kosten im Gesundheitswesen einzusparen. Und sagt doch tatsächlich:

»Durch Auswertung vieler Blutwerte kann eine frühzeitige Erkennung von gesundheitlichen Problemen gelingen. Die Heilung kann mit geringeren Kosten erfolgen als im späteren Stadium mit Chemotherapien, Bestrahlungen oder Reha-Maßnahmen.«

Wie recht er hat. Und wie ahnungslos er ist. Durch Auswertung vieler Blutwerte können wir selbstverständlich nicht nur Krankheiten erkennen, sondern auch früh erkennen. Und noch besser: Wir können heilen. Was mit Tabletten nämlich nicht gelingt. Was Gerhard Ankenbauer nicht weiß, ist, was der Arzt erlebt, wenn er »viele Blutwerte auswertet«. Also Molekularmedizin betreibt. Der Arzt wird zum Feind der Krankenkassen. Denn »viele Blutwerte« kosten zunächst Geld.

Dennoch: Das heutige Laborwissen ist enorm. Krebs können wir erkennen schon Jahre, bevor er ausbricht. Einen Herzinfarkt, einen Diabetes, eine Depression können wir Jahre vorher messen. Und »durch Auswertung vieler Blutwerte« können wir tatsächlich und erstmals in der Medizin helfen. Wirklich helfen. Menschen nämlich wieder gesund machen. Nicht nur – wie üblich – Krankheiten unterdrücken.

Viele von Ihnen haben dieses naturwissenschaftliche Vorgehen (in der Medizin nicht selbstverständlich) am eigenen Leibe erlebt. Und wenn mir ein ALS-Kranker (kam im Rollstuhl) eine Ansichtskarte vom Segeln auf dem Chiemsee schreibt, dann weiß ich:

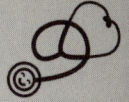
Medizin weiß. Molekulare Medizin kann wirklich helfen. Eben »durch Auswertung vieler Blutwerte«, wie Gerhard Ankenbauer in der *Wirtschaftswoche* so richtig konstatiert.

Wann gönnen Sie sich … Molekularmedizin?

GEHEIMNIS GESUNDHEIT

Molekularmedizin

Molekularmedizin heißt: Gesundheit erhalten, Krankheit vermeiden. Der Weg: Im Blut messen, was fehlt, an Hormonen, an Aminosäuren, an Immunkörpern, an Vitaminen, Mineralien, Schutzstoffen … Das kann man auffüllen, spüren, wie gut das tut. Und natürlich kann man dann auch messend beweisen: Wer heilt, hat Recht.

Sie wollen mehr wissen? Dann lesen Sie mein Buch »Frohmedizin«.

Amerika hat zehn Jahre Vorsprung

Amerika führt, hat fast regelmäßig zehn Jahre Vorsprung. Deutschland folgt in gebührendem Abstand. Na, da haben wir im Jahre 2017 einiges zu erwarten. Denn 2007 setzte der neue Gouverneur von Florida als erste Amtshandlung ein Gesetz durch, wonach Grundschüler mindestens 30 Minuten Sportunterricht täglich haben müssen.

Warum tat er das? Ganz einfach, weil erkannt wurde, wie dadurch Gewalt reduziert wird und Prüfungsergebnisse fast über Nacht verbessert wurden.

Im Jahr 2007 drängte Professor R. M. Davis, Präsident der American Medical Association, in seiner Antrittsrede alle AMA-Mitglieder dazu, eine Broschüre mit dem Titel »Körperliche Bewegung ist Medizin« zu lesen, um jedem Patienten »auch wirklich helfen zu können«.

Im Mai 2007 bot der Verband der Psychiater in den USA im *Journal of Clinical Psychiatry* einen fortlaufenden medizinischen Ausbildungskurs zum Thema Bewegung an: »Bewegung bei Stimmungs- und Angststörungen«.

Amerika also wacht auf. Bewegt sich. Dokumentiert für das Jahr 2007. Bis die Nachricht deutsche Institutionen erreicht, vergehen erfahrungsgemäß zehn Jahre.

Zehn Jahre? Woher weiß ich das? Anfang 1998 wurde in den USA die flächendeckende Versorgung mit dem Vitamin Folsäure gesetzlich durchgesetzt. Im Jahr 2007 hat dann die zu 70 Prozent staatliche Deutsche Gesellschaft für Ernährung (DGE) zum Seminar »Deutschland im Folsäurerückstand« eingeladen. Hier hat also die DGE, auf die sich jeder deutsche Ernährungsexperte beruft, mit dem Mantra »Vitamine haben wir alle genug« – hier hat also eben diese DGE wörtlich gesagt: »Fast alle Deutschen nehmen über die Nahrung zu wenig Folsäure auf.« Liegt mir gedruckt vor. Folsäuremangel macht Anämie, macht energielos, macht Geschwüre im Mund, macht depressiv, macht dement, macht Herzinfarkt, führt zu Frühge-

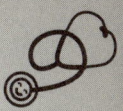

burten oder Missbildungen … Zehn Jahre länger als in den USA.

> **GEHEIMNIS GESUNDHEIT**
>
> ## News lesen
>
> Lesen Sie den Gesundheitsteil einer guten amerikani-schen Zeitschrift. Nehmen Sie Folsäure – und natür-lich die anderen zwölf Vitamine, über die die DGE in zehn Jahren dann spricht. Und laufen Sie. Laufen Sie um Ihr Leben.

Geheimnis Gesundheit von morgen

»Stellen Sie sich nur mal vor, welche phantastischen Auswir-kungen Ihre Erkenntnisse auf die Entwicklung unserer Kinder hätten, wenn das Schulsystem täglich 30 Minuten Laufen, 15 Minuten Meditation und in den Pausen vitaminreiche Kost zuließe. Nicht auszudenken, wie schnell sich dann viele Prob-leme in Luft auflösen würden …«

Ein Brief. Weshalb wird mir solch ein Brief geschrieben? Weil ein Mensch soeben etwas Einschneidendes erlebt hat. Weil er sein Leben auf den Kopf gestellt hat. Weil er, aus tiefster Not, aus tiefer Verzweiflung kommend, jetzt wie-der ein gelassener, fröhlicher Mensch geworden ist.

Ein Unternehmer. Große Firma. In wirtschaftlich schwierigen Zeiten. Unausweichlich: Burn-out. Schwere Depression. Ein fast alltägliches Schicksal heute in Deutschland.

Nur wusste der Unternehmer einen Ausweg. Ganz kurz: Tryptophan. Vitamininfusionen. Und dann ein zweiwöchiger Bergurlaub mit zwei Büchern, nämlich »Praxisbuch Mentalprogramm« und »Frohmedizin«. Weshalb die Bücher? Weil die *»alte, leider zwischenzeitlich vergessene Verhaltensregeln wieder in Erinnerung gerufen haben, die ich nun wieder in mein Leben fest installieren werde«.*

Natürlich freue ich mich mit. Aber Sie verstehen auch, dass ich mich täglich ärgere. Ärgere über die Tatsache, dass die Probleme doch längst erkannt sind. Längst durchdacht sind. Die Lösungen hingeschrieben sind.

MAN MUSS SIE NUR WEITERSAGEN!!!

GEHEIMNIS GESUNDHEIT

Nicht warten, bis der Burn-out kommt

Was beugt dem Burn-out vor? Bewegung, Meditation (oder als Kombi: Bergsteigen), Eiweiß, Vitamine. Tryptophan ist eine Aminosäure, ein Eiweißbaustein, den Sie täglich in Ihrer genetisch korrekten Kost finden, wenn Sie alle vier Stunden auf eine gute Portion Eiweiß achten.

Laufen statt Pillen

Deutschland wacht auf. Nun, vielleicht nicht gerade die Politik, aber immerhin die Medizin. So formuliert Professor Tölle, Neurologe, Uni München, den aufregenden Satz:

»Die Gene wollen, dass wir laufen.«

Und übersetzt dies – hört, hört – tatsächlich einmal in die Praxis. Er verschreibt inzwischen seinen Migränepatienten nur noch ungern Tabletten. Ungern, solange die Patienten »das Therapeutikum namens Bewegung« noch nicht ausprobiert haben. Denn laut Prof. Tölle wirkt »eine Stunde in der Woche Laufen so gut wie 100 mg Betablocker jeden Tag«.

Da frag ich lächelnd: Und wie gut wirken dann sieben Stunden Laufen pro Woche? Ausprobieren, ausprobieren!

Sehr, sehr reiche Pharmakonzerne in Deutschland kann man mit einfachen Dingen in tiefste Armut stürzen. Mit dem täglichen Laufen. Mit der täglichen Vitamineinnahme.

Vielleicht sollte man möglichst bald einen Hilfsfonds für Höchst, Bayer oder Pfizer einrichten.

Die neue Heilkunst

Heilen. Kunst. Geht eben weit hinaus über das einfache »Gesundmachen«. Die neue Heilkunst beeinflusst, verändert Ihre Gene. Und damit eben – neben Gesundheit – Ihre Lebenslust, Lebensfreude, Lebensenergie, Ihr Glück.

Woher wir das wissen? Nicht aus theoretischen Studien, sondern aus dem tatsächlich gelebten Leben. Schriftlich niedergelegt auf wunderschönem rotem Briefpapier am 8.2.2010 in einem Brief aus Genf:

▶ Endlich kann ich abends schnell einschlafen.
▶ Bergauf laufen funktioniert ohne Mühen.
▶ Ständig habe ich sehr gute Laune und bin beschwingt.
▶ Habe deshalb angefangen, Holz zu hacken – mit der großen Axt.
▶ Das Hautbild war noch nie so schön.
▶ Die Fettschicht ist langsam abgeschmolzen, es entwickeln sich mehr Muskeln.
▶ Im Frühjahr werde ich mich aufs Rennrad schwingen.
▶ Der Alltag läuft federleicht und rund.

Fakten. Nur Fakten zählen. Keine Lehrbücher, keine Theorien. Und diese Fakten ruhen auf den drei Säulen Bewegung – Ernährung – Denken. Ach ja: Und messen sollte man vielleicht auch …

Was nicht in der Zeitung steht

Deutsche Medien haben eine sehr zielgerichtete Nachrichtenvermittlung. Die leider mitunter mit Wahrheit wenig zu tun hat. Beispiel gefällig?

In den USA gibt es 61 Vergiftungszentren, die Daten über mögliche Vergiftungen weitermelden an das US-nationale Vergiftungszentrum (NPDS), besetzt mit 29 Toxikologen. Die haben soeben ihren Jahresbericht herausgegeben, publiziert in *Clinical Toxicology*.

Zusammengefasst: In den gesamten USA (308 Millionen Menschen) ist kein einziger Mann, keine einzige Frau, kein einziges Kind gestorben an Nahrungsergänzungsmitteln. Kein Einziger. Da mehr als die Hälfte der US-Bevölkerung dergleichen nimmt, sind das – bei angenommen einer einzigen Kapsel täglich – über 60 Milliarden jährliche Kapseln. Tatsächlich selbstverständlich ein Vielfaches.

Ausdrücklich aufgeführt werden Vitamine, nämlich die wasserlöslichen wie B und C, aber eben auch die fettlöslichen wie A, D, E. Sie wissen ja: In Deutschland sind das fast tödliche Substanzen, weil die sich ja im Körper ansammeln. In den USA offenbar nicht.

Ausdrücklich aufgeführt werden die Mineralien Kalzium, Magnesium, Chrom, Zink, Selen, Eisen und Multipräparate.

Ausdrücklich aufgeführt werden auch sämtliche Aminosäuren.

Wie genau die Überwachung ist, zeigt die Tatsache, dass von zwei Todesfällen berichtet wird, von zwei Kindern, die ein Antacidum (gegen Magensäure) getrunken hatten. Etwas völlig Harmloses. Die Erfassungsstatistik ist also sehr penibel und übergenau.

Sehen Sie: Diesen Bericht, diese Fakten werden Sie in der deutschen Presse nie und nimmer lesen.

Weil das in der Zeitung steht ...

Soeben schickt mir ein Professor mahnend und warnend einen Kommentar aus der *Deutschen Medizinischen Wochenschrift* (2010; 135, Nr. 3, S. 60): **Erhöhtes Krebsrisiko durch Folsäure + Vitamin B12!**

Da seien zwei wissenschaftlich einwandfreie placebokontrollierte Studien nachträglich ausgewertet worden mit dem Ergebnis: »Die kombinierte Folsäure/Vitamin-B12-Gabe hatte eine erhöhte Krebsinzidenz, Krebssterblichkeit und Gesamtsterblichkeit zur Folge.«

Nun bin ich zwar kein Professor, aber Wissenschaftler. Was tue ich also? Ich besorge mir diese zwei placebokontrollierten Studien. Und lese einfach selbst. Verlasse mich also nicht auf den Kommentar in der *Deutschen Medizinischen Wochenschrift*.

Und was finde ich? In der ersten Studie (WENBIT) steht unter Ergebnis der zusammenfassende Satz: »This trial did not find an effect of treatment with folic acid/vitamin B12 or vitamin B6 on total mortality ...«

Übersetzt: Nix war's. Folsäure plus Vitamin B12 erhöhen die Sterblichkeit nicht.

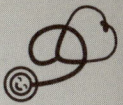
Die zweite Studie (NORVIT) wurde schon 2005 veröffentlicht. Und wegen ihrer Verfahrensfehler von jedem, der denken kann, kritisiert. Irgendwo kann man in dieser Studie auch die Zeile lesen, dass sie mehr Malignome entdeckt hätten – allerdings nicht »signifikant«. Bedeutet: kein nachweisbarer Zusammenhang. Kann auch an den vielen Medikamenten liegen, die in dieser Studie gleichzeitig zu den Vitaminen verabreicht wurden.

So viel zu der Behauptung: Folsäure plus Vitamin B12 lässt die Menschen sterben.

Sie ahnen, weshalb ich unseren Medien nichts, aber auch gar nichts mehr glaube.

GEHEIMNIS GESUNDHEIT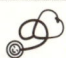

Homocystein senken, Leben verlängern

Die Kombination Folsäure, Vitamin B6 und B12 senkt im Körper gefährliches Homocystein – und schützt vor Herzinfarkt und Schlaganfall. Neueste Studien zeigen: Dieses »Dreieck des Lebens« (schön ausgedrückt von Prof. Olav Stanger) bewahrt uns auch vor Alzheimer, Demenz und Depressionen. Etwa zehn Prozent der Deutschen haben einen gefährlich hohen Homocysteinwert über 10. Kennen Sie Ihren? Messen lassen. Und schleunigst B-Vitamine nehmen. Und natürlich auch die anderen der 47 Stoffe, die Sie jung und gesund halten – auch wenn das nicht in der Zeitung steht.

Geheimnis Gesundheit: Begeisterung!

Dick bleibt dick, lautet das ernüchternde Fazit aus 46 Studien weltweit (Prof. Stice, Universität Texas). Studien, die sich mit Abspeckprogrammen für dicke Kinder beschäftigen. Ein ins Auge fallendes Problem.

Fazit: 79 Prozent der Programme waren wirkungslos, beginnend vom Kleinkinderturnen bis zur Problemzonengymnastik. Die Kinder wurden dicker. Nur fünf Prozent der Trainingsmethoden halfen wirklich auf Dauer. Die gleichen Prozentzahlen kann man übrigens auch immer wieder über Erwachsene lesen. Fünf Prozent behalten ihren neuen Lebensstil bei, halten ihr Gewicht.

Mein Fazit: Wissenschaft und wissenschaftliche Programme haben uns Menschen viel bewusst gemacht, aber nie wirklich geholfen. Wenn wir etwas verändern wollen, gibt es nur ein Geheimnis.

Das Geheimnis heißt »Begeisterung«.

Das weiß jede Mutter.

Und begeistern kann nur, wer selbst begeistert ist. Menschen, die selbst erfahren haben und das, was sie verkünden, auch selbst täglich tun. Man möge dies sehen als eine durchaus liebevoll gemeinte Empfehlung an all die Dipl. oec. troph., die sich – laut Aussage der DGE – seit nunmehr 50 Jahren vergeblich um das Gewicht ihrer Mitmenschen bemühen. Mit gutgemeinten wissenschaftlichen Ratschlägen.

Begeisterung!

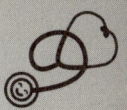

Selbst tun, dann weitersagen

Habe heute einen roten Kopf bekommen. Vor Verlegenheit. Vor freudiger Verlegenheit. Hat mir nämlich ein Arzt, ein Kollege geschrieben, der selbst ein bisschen hinter die Kulissen guckt. Lesen Sie doch einfach mit:

»Zwischenbilanz 6 Wochen (!!!) seit meinem ersten Besuch bei Ihnen:

▶ Ich schlafe seitdem wie ein Baby. Und fühle mich am nächsten Tag erholt!

▶ Gewichtsverlust derzeit ca. 9 kg. In sechs Wochen (!!!). Oberhammer!

▶ Ich kann laufen wie schon lange nicht mehr. Kondition wird besser, Puls deutlich ruhiger.

Ich beginne langsam zu verstehen, was Sie da eigentlich tun: Nachdem mich Freunde und Verwandte darauf ansprechen, erzähle ich von meiner Ernährungsumstellung. Ich erzähle von Bluttuning. Von Messungen. Von Substitution. Von Verzicht auf Kohlenhydrate. Und ich blicke in Gesichter, die das entweder nicht glauben oder nicht hören wollen. Als Arzt könnte man da resignieren.«

Recht hat er. Könnte man resignieren. Und doch wieder nicht: Ich werd da zwar verlegen. Und mach aber mit neuem Elan weiter. DANKE!

Es spricht sich doch herum!

Eine stille Massenbewegung hat längst begonnen und breitet sich unaufhaltsam aus in Deutschland: die Besinnung auf sich selbst. Die Eigenverantwortung. Menschen also, die ihre Gesundheit selbst in die Hand nehmen. Nicht mehr delegieren an Krankenhäuser und Ärzte und Pharmafirmen, sondern – und das ist der Ruck – sich auf ihre eigenen Ressourcen, ihre eigenen Kräfte, ihren eigenen Impetus besinnen.

Und das ist Frohmedizin. Das ist soziale Verantwortung: den Mitmenschen möglichst wenig zu belästigen. Selbst für sich zu sorgen. Das ist sozial. Sich um die eigene Gesundheit, um das eigene Wohlbefinden zu kümmern. Frohmedizin.

Und gleichzeitig weg von der Drohmedizin. Von den Warnungen. Wenn du nicht ... dann kommt der Herzinfarkt! Wenn du nicht ... die Tablette schluckst ... dann droht der Krebs. Ein Reh schluckt keine Tabletten. Ein Kind hüpft fröhlich durch diese Welt und strahlt. Die beiden verkörpern Frohmedizin.

Immer mehr Menschen verstehen dieses völlig neue Denkprinzip. Und lösen sich von all den drohenden Spezialisten, von uns Ärzten, von Krankenhäusern. Und lernen und wissen, dass man all das Böse, die Drohmedizin ja vielleicht vermeiden kann. Indem man sein Leben ändert. Das ist es: Verändern Sie Ihr Leben. Frohmedizin ist ein neuer Lebensstil. Ist Lifestyle. Knochentrocken in der Drohmedizinsprache wird das Prävention genannt. Hat noch niemanden interessiert. Ein abstoßendes Wort.

Frohmedizin! Leben Sie einfach so, wie die Natur es Ihnen vormacht. Und Sie wissen – und das ist alles wissenschaftlich erwiesen –, dass Sie eben nicht mehr an der Fettsucht eingehen, die Gelenke zerstören, Diabetes erleiden, am Herzinfarkt sterben müssen. Und das alles ohne jede Tablette, ohne Chemie.

sehen sie
muskeln einfach
mal anders

muskeln sind mehr als bodybuilding.

> sie produzieren wachheit,
> dynamik, glück und

> die medizin, die uns vor all
> den krankheiten schützt,
> die wir nicht haben wollen:
> diabetes, herzinfarkt, krebs ...

und das geheimnis gesundheit
lautet schlicht und einfach:

use it!

Der Muskel ist mehr

Magische Momente kennen wir alle. Wenn wir gemeinsam einen Sonnenuntergang betrachten. Beim Lachen unserer Kinder. Wenn wir zwei Stunden durch den Wald joggen … und ein Reh sehen. Magische Momente, die unser Leben verzaubern. Manchmal.

Mehr! Bitte!

Was tun, wenn die Momente Ihnen zu selten sind? Wenn Sie diesen Genuss öfter haben möchten? Und vielleicht gar nicht joggen können? Oder keinen lieben Lebenspartner oder gar Kinder haben? Was dann?

Dann machen Sie sich die magischen Momente. Täglich. Kümmern Sie sich einfach um das größte und geheimnisvollste Organ Ihres Körpers. Den Muskel. Der Glückshormone produziert. Der Antriebshormone ausspuckt. Der Ihr Immunsystem überhaupt erst funktionieren lässt. Ihr lästiges Fett so ganz nebenbei auffrisst. Sie schlanker macht. Ihre Jugendhormone stimuliert. Sie schöner macht. Kümmern Sie sich um Ihren Muskel, täglich, öfter, das Organ, das Sie wohlig »Aah«! sagen und lächeln lässt.

Magische Momente. Verdanken Sie Glückshormonen, die der endlich mal benutzte Muskel ausspuckt.

Wir sehen Muskel heute ganz anders. Wir Ärzte. Haben wir jahrzehntelang unterschätzt. Muskel, das war Bodybuilding. Haben wir sehr abschätzig beurteilt. Der Wind hat sich gedreht. Heute sprechen wir vom »Jahrzehnt des Muskels«. Und erfahren täglich von der Wissenschaft Neues, Unerhörtes, Verblüffendes …

Minutentraining reicht

Wer tagsüber immer mal wieder an seine Muskeln denkt und sie zwei Minuten benutzt, erntet sofort Energie für Körper und Geist und verjüngt den gesamten Organismus. Der Muskel schenkt Ihnen Selbstbewusstsein, er produziert Glückshormone, Antriebshormone, er ist es, der Ihr Immunsystem überhaupt erst funktionieren lässt. Ihr lästiges Fett so ganz nebenbei auffrisst. Sie schlanker macht. Ihr Bindegewebe strafft. Ihre Jugendhormone stimuliert. Sie schöner macht. Der Muskel produziert die Medizin gegen Herzinfarkt, Alzheimer, Diabetes ... Sie müssen ihn nur benutzen. Wie – und warum wenige Minuten reichen –, das lesen Sie in »Die neue Diät – das Fitnessbuch«.

Survival of the fittest?

Sie wissen gar nicht, wer Sie sind. Sein könnten. Was Sie leisten könnten. Sie unterschätzen sich ... Ihr ganzes Leben lang. Sagt uns der Anthropologe Prof. Dr. P. Mc Allister. Der den modernen Menschen mit seinen Ahnen aus grauer Vorzeit verglichen hat.

Früher waren wir besser. Körperlich. Seit die Männer sich vom Jäger zum Angestellten entwickelt hätten, seien ihre Knochen kleiner und ihre Muskeln mickriger geworden. Selbst die Frauen der Neandertaler hätten mehr Muskelmasse gehabt als die Männer heute.

Warum das so ist? Früher haben wir mehr und insbesondere härter trainiert. Wörtlich: »Der Trainingsaufwand selbst von Hochleistungssportlern heute kommt nicht an die Herausforderungen heran, die früheren Menschen bei der Jagd auf Tiere abverlangt wurden.«

Und das beweist Prof. Mc Allister sehr eindringlich. Er hat 20 000 Jahre alte Fußabdrücke von Aborigines (Australien) vermessen und bewiesen, dass die Männer mit einem Tempo von 37 km/h Tiere gejagt hätten – auf Lehmboden! Ohne moderne Laufschuhe und Spikes. Ohne moderne Trainingslehre. Einfach so. 37 km/h! Heißt also, dass die einen hochtrainierten Usain Bolt mit seinen 42 km/h (einige Sekunden auf der Tartanbahn) locker überholt hätten. Und Tutsi (Männer aus Ruanda) haben – wie alte Fotos beweisen – schon früher bei Stammesfeiern glatt 2,52 Meter übersprungen. Der Weltrekord in unserer Angestelltenwelt liegt bei 2,42 Meter (Sotomayor 1983). Einen Weltrekord freilich gesteht Prof. Mc Allister dem Mann heute immerhin zu: den Weltrekord in Bequemlichkeit. Und die lässt uns irgendwann aussterben …

Der Glaube macht stark

Sie können mehr, als Sie meinen zu können. In Ihren Genen steckt viel mehr, als Sie glauben, jemals zu erreichen. Ihre Muskeln sind stärker, als Sie denken. Glauben Sie einfach daran.

Das Jahrhundert des Muskels

Der Muskel steht auf zwei Beinen:

**Im Fitnessstudio wächst er,
beim Joggen im Park übt er.**

Und jetzt kommt das Neue: Der Muskel spuckt Wunderhormone aus, wenn er benutzt wird. Bewegt wird. Angestrengt wird. So ein Wundermolekül heißt Interleukin-6 (IL-6) – ein Botenstoff, ein Kurier, der Botschaften von einer Immunzelle zur nächsten trägt. Ohne IL-6 keine Reaktion Ihres Immunsystems. Kein erfolgreicher Kampf gegen Eindringlinge wie Bakterien, Viren, Krebszellen.

Der Hintergrund praktisch jeder Krankheit heißt Entzündung. Wissen Sie ja inzwischen. Und bei Entzündung messen wir grundsätzlich erhöht zwei Stoffe: genau dieses IL-6, genauso auch den Tumor-Nekrose-Faktor TNF. Aber jetzt kommt's: Im angestrengten (nicht überangestrengten) Muskel messen wir viel, viel neu ausgeschüttetes IL-6, aber nur wenig schädlichen TNF. Wir können also unser »Immunsystem vermehren, stark machen, auf die Beine stellen, und dabei spielt die Hauptrolle der Muskel«. Wörtliches Zitat von Frau Professor B. Pedersen, Direktorin des Kopenhagener Zentrums für Entzündung und Stoffwechsel.

Schon immer gewusst haben wir, so sagt sie, dass Muskeln vor Bluthochdruck, Zucker- und Herzkrankheit schützen, also den drei Rachegeistern des Wohlstands. Schützen aber auch vor Brust- und Darmkrebs. Vor Oste-

oporose, vor Depression, vor Demenz und Alzheimer. Das haben wir schon lange gewusst. (PS: Sie auch? Wirklich?)

Neu heute: Der Muskel spielt die Hauptrolle für ein starkes Immunsystem. Wir haben dieses Organ gründlich unterschätzt. Tun das heute noch. Wird Zeit, dass auch Sie Ihren Muskel anders sehen. Als das Wertvollste, was Sie haben!

Ohne Tabletten geht's nicht?

Ohne Pillen geht gar nix. Das höre ich natürlich täglich von Kollegen. Von Ärzten. Schließlich gäbe es ja auch richtig schwere Krankheiten und nicht nur so leichtes Wischiwaschi, wo dann ein bisschen Joggen hilft. Tja. Dazu ein Brief heute: »Nach Abnahme von ca. 30 kg, Normalisierung meiner Harnsäure-, Cholesterin- und Blutfettwerte und Vertreibung meiner depressiven Verstimmung und sonstigen Wehwehchen laufe ich heute in der Woche 50 bis 100 km und gehe dreimal ins Fitnessstudio. Mir geht es so gut wie nie, nur durch Ernährung und Sport.«

Tja. Angeblich braucht der junge Mann Tabletten. Gegen den Bluthochdruck, gegen die Harnsäure, gegen das Cholesterin, gegen die Depression. Hat er bloß nie genommen …

Wer hat eigentlich Recht auf dieser Welt? Das angestaubte Buchwissen oder das praktisch gelebte Leben? Immerhin denken mehr und mehr Ärzte in Deutschland über Frohmedizin nach. Ein etwas anderes Wort auch für Prävention.

So wachen Fettenzyme
wissenschaftlich auf

Die Enzymrevolution ist das Geheimnis aller schlanken Menschen. Die Einsicht nämlich, dass Kohlenhydrate im Blut die Fettverbrennung stoppen. Sofort. Und damit die Fettverbrennungsenzyme schlafen legen. Buchstäblich. Use it or lose it.

Daher rühren die gewichtigen Probleme von zwei Dritteln der Deutschen. Die gar nicht wissen, dass ihre Fettenzyme schlafen. Die folglich keine Chance haben, abzunehmen. Was auch immer sie tun. Nicht wissen, dass sie diese Fettenzyme erst wieder aufwecken müssten. Das nenne ich Enzymrevolution. Nachzulesen in »Die neue Diät«.

Dazu gibt es Neuigkeiten aus der Universität Birmingham. Das Neue heißt **PPAR delta,** ein Stoff, der den Enzymen der Fettverbrennung Beine macht. Und der genau dann vermehrt aktiviert wird, wenn **Kohlenhydrate zur Energiegewinnung fehlen.**

Ein sogenannter Transkriptionsfaktor. Der die für die Steuerung der Fettverbrennung verantwortlichen Gene anschubst. Je mehr PPAR delta, desto mehr fettverbrennende Enzyme.

Tatsächlich haben die Wissenschaftler gezeigt, dass untrainierte Ratten, denen man diese Substanz künstlich zugeführt hat, im Laufrad bei mittleren Geschwindigkeiten wesentlich länger durchhielten als ihre unbehandelten Artgenossen.

Bringt uns zum Zusammenhang zwischen Ausdauersport und Schlanksein. Zwischen Ausdauersport und Fett-

verbrennung. Wohlgemerkt: Richtig verstandener Ausdauersport. Richtig nämlich dann, wenn **Kohlenhydrate zur Energiegewinnung fehlen.**

> **GEHEIMNIS GESUNDHEIT**
>
> *Der Muskel macht schlank, wenn ...*
>
> ... Kohlenhydrate fehlen. Darum sollten Sie morgens nüchtern laufen oder walken gehen. Dann haben Sie keine Kohlenhydrate im Blut, der Muskel verbrennt Fett – und weckt mit der Zeit all Ihre fettverbrennenden Enzyme. Unterstützt dadurch, dass Sie einfach einmal eine Woche lang gar keine Kohlenhydrate essen. Wie das geht? Steht in »Die neue Diät«.

Muskeln für aktives braunes Fett

Braunes Fett könnte der heilige Gral des 21. Jahrhunderts werden. Könnte uns retten vor der (seit 2001) gefährlichsten Krankheit dieses Globus: dem Übergewicht. Mit all den bekannten Folgen.

Braunes Fett speichert eben dasselbe nicht, sondern verheizt es. Ist eine regelrechte Kiloschmelze. Erwärmt viele Tiere im Winterschlaf und wärmt uns als Babys am Nacken, den Schultern, dem oberen Rücken. Beim Erwachsenen kaum noch nachzuweisen. Leider. Denn braunes Fett könnte unsere Rettung sein: Prof. A. Pfeifer/Uni Bonn teilt uns trocken mit, dass allein 50 Gramm der braunen Fettzellen binnen eines Jahres fünf Kilogramm Fett pulverisieren können. Ohne Diät. Ohne Sport.

Na, das wär's doch. Her mit dem Fett, dem braunen. Ist leider schwer nachzuweisen. Erst im April 2009 dank PET-CT-Scan hat man »irrige Signale« im Nacken- und Schulterbereich von uns Erwachsenen als hochaktive Fettzellen identifizieren können.

Haben wir leider nur Minimengen. Und leider überwiegend schlafend. Inaktiv. Natürlich sucht man jetzt einen Weg, das braune Fett zu aktivieren, es zum Brennen zu bringen. Normale Mediziner haben hier noch keinen Weg gefunden. Molekularbiologen wissen das längst. Nur spricht eben der eine nicht mit dem anderen.

Der Wunderstoff heißt DNP. Dinitrophenol. Der aktiviert braunes Fett. Macht – oh Wunder – aber auch normale Fettzellen zu Brennöfchen, indem es kleine Löchlein brennt in die inneren Membranen der Mitochondrien, der Kraftwerke. Und durch diese neu gebrannten Löchlein fließen die Protonen, die normalerweise für die Energieerzeugung benötigt werden, einfach ab. Nutzlos. Verpuffen in Wärme. DNP macht praktisch einen Kurzschluss in den Mitochondrien.

Braunes Fett ist wieder aktuell geworden. Seit man es nachweisen kann. Der Trick mit dem DNP wird noch ein paar Jährchen brauchen. Bis er bekannt wird. Unter normalen Ärzten.

Was immer hilft

DNP würden Sie nicht einnehmen. Macht Sie heiß, lässt Sie schwitzen, macht Sie nervös. Mein praktischer Rat: Laufen Sie lieber. Auch dann schmelzen die Mitochondrien Fett weg. Mehr als fünf Kilo im Jahr ...

Der Muskel erstickt die Depression im Keim

Sitzt mir vor fünf Minuten ein junger Mann gegenüber. Schlank, fit wirkend. Seit zehn Jahren Depression. Schwere Depression. Angststörung. Panik. Und selbstverständlich in psychotherapeutischer Behandlung. »Nur«, so meint er, »das hat nichts gebracht.«

Wundert mich nicht. Und dennoch gibt es Hoffnung. Seit dem 12. Februar 2010. An diesem Tag nämlich haben Forscher der Universitätsklinik Tübingen, also aus Deutschland, einen bahnbrechenden Artikel veröffentlicht. Vier Kliniken in Tübingen haben sich zusammengeschlossen. Und haben gezeigt, das depressive ältere Frauen einen erniedrigten BDNF-Spiegel im Blut haben.

BDNF, erinnern Sie sich? Hat uns schon Professor Lee, Molekularbiologe an der Johns-Hopkins-Universität 2009 erzählt: »Sowohl Demenz als auch Depression geht mit einem tiefen BDNF-Spiegel einher.« Und jetzt weiß das auch Deutschland. Ganz neu. Und die Abhilfe haben die Tübinger Forscher ebenfalls gefunden: Die Damen wurden 30 Minuten auf dem Fahrradergometer belastet. Und dann hat sich der BDNF-Spiegel normalisiert. War also genauso hoch wie bei gesunden, niemals depressiven älteren Frauen.

BDNF ist der Nervenwachstumsfaktor. Der, so die Tübinger Forscher, »für die Depressionsentstehung eine zentrale Rolle spielt«.

Jetzt kommt's: Erstmals, so die deutschen Forscher, »erstmals konnte damit gezeigt werden, dass Ausdauerbelastung bei depressiven Frauen die Konzentration des Nervenwachstumsfaktors normalisiert und dies eine Ursache der stabilisierenden und stimmungsaufhellenden Wirksamkeit des Ausdauersports bei Menschen mit Depressionen sein kann«.

Erstmals? Oh, liebes Deutschland!

PS: Dieser geheimnisvolle, segensreiche BDNF wird also im Muskel freigesetzt. Im bewegten Muskel. Nur: Zeig! Will sagen: Haben Sie überhaupt einen? Falls Zweifel: Dann lesen Sie doch einfach mein Fitnessbüchlein!

Sieben magische Übungen

Muskelaufbau? Wir alle müssen umdenken, der Normalmensch ist nach fünf Minuten platt. 45 Minuten an der Kraftmaschine ist nur was für Profis. Uns reicht es, wenn wir ein paar Minuten an die Muskeln denken, freilich täglich.

PS: Kennen Sie »Die neue Diät – das Fitnessbuch«? Magische Momente. Eine No-nonsense-Gebrauchsanleitung. Am Schreibtisch.

Muskeln kennen lernen tut weh ... und lohnt sich

Mir gegenüber sitzt ein sehr bekannter, sehr erfolgreicher, sehr schlanker und fitter Jungunternehmer. Beschwert sich. Beschwert sich über Gefühle, die er bisher noch nie hatte. Und an denen ich schuld sei.

Er hätte nämlich das Büchlein »Die neue Diät« in die Hand genommen und sich gedacht: Endlich! Endlich mal ein komplettes Buch. Endlich ein Buch, das den Menschen rundum anspricht. Nicht immer nur scheibchenweise. Endlich ein Buch, in dem er auch etwas über **Zirkeltraining** lesen könne. Prompt hätte er sich ein Theraband gekauft und die Übungen nachgemacht. Und jetzt hätte er den Salat.

Jetzt erstmals – obwohl schon längst Marathonläufer – hätte er verstanden, dass der Mensch viel mehr Muskeln hat, als er weiß. Die täten nämlich sakrisch weh. Ungewohnter Muskelkater. Freilich lächelt er mich dabei an: Er hätte jetzt ein völlig anderes Körpergefühl. Hätte er niemals geglaubt. Er sei jetzt »straff und bewusst«.

Fazit: Es gibt immer noch etwas Neues, Überraschendes im Leben. Weshalb haben Sie das noch nicht ausprobiert?

GEHEIMNIS GESUNDHEIT

Warum kluge Menschen die Knie beugen

Muskeln hat man immer gleich viel. Nur leider hapert's oft an der Masse. Die Muskelmasse macht bei der Frau etwa 25 bis 35 Prozent des Körpergewichtes aus, beim Mann 40 bis 50 Prozent. Ein gesunder, kraftvoller Körper besteht also nahezu zur Hälfte aus Muskelmasse. Ein kranker, müder Körper besteht zu 30 und mehr Prozent aus Fett. Und davor bewahrt nur ein bewegter Muskel. Die Beinmuskulatur macht übrigens ein Drittel des Körpergewichts aus. Darum machen kluge Menschen seit Jahrhunderten Kniebeugen. Darum – und weil die effektivsten Übungen die sind, die man nur mit dem Gewicht des Körpers macht.

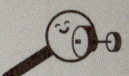

Vorsicht: Sinnloses Training

Bei mir beklagte sich eine sehr tüchtige, bemühte Dame darüber, dass sie nach drei Jahren Fitnessstudio »keinerlei Muskeln« aufgebaut hätte. Es war nichts zu sehen. Unverändert Fettschicht, besonders an den Oberarmen. Kennen Sie vielleicht.

Da muss ich immer an Dirk denken. Dirk war der erste Deutsche, der einen Ironman gewonnen hat. Und der »auch nicht eine Woche ins Fittnessstudio gehen durfte«, weil er sonst zu viel Muskelmasse aufbauen würde. Die ihn beim Marathon langsamer machen würde.

Verstehen Sie diesen Gegensatz? Ich schon. Die Hormone. Ein himmelweiter Unterschied. Bei der enttäuschten Dame sehr tiefes Testosteron, sehr tief IGF I (Wachstumshormon). Bei Dirk präzise das Gegenteil. Hormone im Überschuss. Er baut leicht viel Muskeln auf. Ein Training lohnt sich.

Was lernen wir daraus? Messen!

Hormone interessieren Sie vielleicht nicht. Sie gehen nicht ins Fitnessstudio. Aber vielleicht laufen Sie. Dann staunen Sie bitte über die Worte von Professor Wolfe (Texas), dem Eiweißexperten dieser Welt:

»Wenn die Aminosäurenzufuhr während oder nach dem Sport unter einen bestimmten Wert fällt, wird die Eiweißsynthese in den Muskeln gestoppt.«

Bedeutet: Wenn Sie nicht genügend Aminosäuren, also Eiweiß im Blut haben, dann hätten Sie sich das Training genauso gut sparen können. Und genau diese Form Training ist in Deutschland die häufigste – im Fitnessstudio, auf der Laufstrecke: null Training aus Unwissenheit.

GEHEIMNIS GESUNDHEIT

Messen für den Muskel

Mein Rat: Sehen Sie den Muskel einmal anders. Als ebenfalls hungriges Organ. Es braucht einfach etwas Stoff, um sich aufzubauen. Und hat es nicht genug, bleibt der Erfolg aus. Das kann man messen. Im Blut. Messen. Eiweiß und Aminosäuren. Und nach dem Messen: Essen. Jedenfalls dann, wenn Sie mit dem Trainingserfolg nicht zufrieden sind.

Was essen nach dem Sport?

Das ist mitunter schon eine Überlegung wert. Geschickte Speisenwahl nach dem Sport könnte ja die erwünschte positive Wirkung der Bewegung verstärken.

Studiert hat die Frage »was man nach dem Sport essen sollte« Prof. J. Horowitz, University of Michigan. Sein Wissen in aller Kürze:

Sport erhöht ja erfreulicherweise die Empfindlichkeit der Körperzellen gegenüber Insulin und verringert damit das Risiko für Diabetes oder Herzinfarkt. Diesen er-

wünschten Effekt sollte man mit geschickter Ernährung verstärken und nicht etwa konterkarieren. Wie man das macht?

Prof. Horowitz hat jungen Männern nach 90 Minuten Sport Folgendes genehmigt:

Gruppe I: ausgewogene Kost
Gruppe II: kohlenhydratarme Kost
Gruppe III: kohlenhydratreiche Kost

Am besten schnitt die kohlenhydratarme Ernährung ab. Sie verstärkte die gesundheitliche Wirkung des Sports. Interessanterweise hatte dagegen eine kalorienarme Ernährung keinen Effekt auf die Insulinempfindlichkeit der Zellen. Bedeutet also, dass man nach dem Sport eben nicht sparsam zu essen braucht.

Fazit: Sportmedizin ist reine Märchenmedizin. Sie erzählt seit 40 Jahren sehr kuriose Dinge. Erzählt uns, dass man nach 90-minütiger, also ausgedehnter sportlicher Betätigung unbedingt gleich Kohlenhydrate nachschieben müsse. Um »die Speicher aufzufüllen«.

Jetzt gilt: Eben gerade keine oder nur wenig Kohlenhydrate nach dem Sport. Dann verstärkt sich die positive gesundheitliche Wirkung.

Eiweiß nach dem Sport

Ich sage: Schenken Sie dem Muskel Eiweiß. Nach dem
Sport baut er sich doch selbst auf. Und dafür braucht
er seine Bausteine. Schenken Sie ihm Eiweiß! Direkt
vor oder nach dem Training bringt die Eiweißzufuhr
am meisten. Mit einem Eiweißshake nutzen Sie genau
dieses Zeitfenster.
Übrigens: Täglich 100 bis 130 Gramm Eiweiß bremsen
den Muskelverlust im Alter.

Muskeln schützen vor Krebs

Wieder einmal so ein völlig unerwartetes Ergebnis. Aber
nicht wegzudiskutieren. Wissenschaftlich herausgearbeitet
vom Department of Biosciences, vom Karolinska Institut
sowie von Forschern der University of South Carolina.

Zugrunde liegen Daten von 8677 Männern (im Alter
von 20 bis 82) vom Cooper-Institut in Dallas, Texas.

Ergebnis: **Je mehr Muskelmasse und Muskelkraft,
desto weniger Krebs.**

Genauer: Im Verlauf von 23 Jahren (Dauer der Studie)
trat bei den stärksten Menschen 10,3-mal pro 10 000, bei
den schwächsten 17,5-mal pro 10 000 Krebs auf. Interessant zunächst auch der Zusammenhang mit dem BMI:
Die Krebshäufigkeit war 10,9/13,4/20,1 pro 10 000 für
die drei BMI-Bereiche 18,5–25/25–30/über 30. Dann

aber nach genauer Berechnung: Muskelkraft schützt stärker. Hat die anderen Risiken wie BMI, Körperfett, Leibesumfang »vom Tisch gewischt«.

Muskelkraft also schützt vor Krebs (außer vor Prostatakrebs). Der stärkste Schutz bestand gegenüber Krebs im Magen-Darm-Bereich.

Fazit: »Es ist biologisch plausibel, Krebssterblichkeit bei Männern zu verringern durch regelmäßiges Krafttraining mindestens zwei Tage pro Woche. Dabei sollten sich Krafttraining wie auch Ausdauertraining gegenseitig ergänzen.«

GEHEIMNIS GESUNDHEIT

Kniebeugen statt Koloskopie

Mein Kommentar: Krafttraining strengt an. Tut weh. Erfordert Disziplin. Deshalb wird in Deutschland Krafttraining lieber durch Maßnahmen wie die Koloskopie ersetzt. Irgendwann ist uns Deutschen das Wort »Eigenverantwortung« ein bisschen verloren gegangen. Nehmen Sie Ihren Muskel künftig ernst.

Krafttraining statt Kniepillen

Arthrose im Knie ist eine der häufigsten Entschuldigungen für das »ich kann leider nicht joggen«. Oft verschämt vorgebracht. Dabei muss sich kein Mensch einer Kniegelenksarthrose schämen: Ich selbst habe eine ganz massive. Angeblich. Wenn ich Ärzten glaube. Hindert mich allerdings nicht daran, in Biel nach 100 Kilometern auf dem Treppchen zu landen. In meiner Altersklasse. Da stimmt doch was nicht!

Weshalb ich bei so etwas Schmerzhaftem wie Kniearthrose so leicht daherrede? Weil endlich, endlich einmal ein Professor auf eine wirklich gute Idee gekommen ist:

Professor Langeet nahm eine systematische Auswertung sämtlicher Studien vor, in denen Patienten mit Kniearthrose ein Krafttraining absolviert hatten. Das waren 18 Studien mit insgesamt 2832 Patienten.

Das Ergebnis ist eindeutig: **Kraft nimmt Schmerz.**

Diese Studie hat auch Professor Dr. Ernst, Uni Exeter, gelesen und so kommentiert, wie ich das gerne täte, aber mich nicht traue:

»Warum machen wir also von dieser Behandlungsweise nicht mehr Gebrauch? Eine Antwort ist sicherlich, dass der Patient nicht immer mitmacht. Ich glaube jedoch, dass dies nur eine Ausrede ist. Wenn das so ist, sollten wir ergründen, wie man den Patienten motiviert. Werden dafür große Forschungsmittel investiert? Leider nein.

Die wahre Antwort liegt woanders. Sollte vielleicht die Dominanz der Pharmaindustrie, die mit dieser Indikation (also Kniearthrose) sehr gutes Geld verdient, eine Rolle spielen?«

Die Pharmaindustrie, will Professor Ernst sagen, verdient fantastisch an Schmerzmitteln und Rheumamitteln. Am Krafttraining würde sie nichts verdienen. Das ist praktisch kostenlos. Hat dummerweise auch keine Ne-

benwirkungen. Für die man dann wieder andere Tabletten bräuchte. Tolles System.

Sie merken, diesem Thema kann ich mich nur mit Sarkasmus nähern.

GEHEIMNIS GESUNDHEIT

Schmerz wegtrainieren

Ein gezieltes Krafttraining kann auch 80 Prozent aller Rückenoperationen vermeiden helfen. Und: Krafttraining vertreibt Nacken- und Kopfschmerzen. Vor allem Frauen leiden häufig unter der »Trapezius-Myalgie«. Kopenhagener Forscher fanden heraus: Der Rückgang der Trapeziusschmerzen korreliert mit der Zunahme der Muskelstärke. Und sie verordnen chronischen Nackenschmerzkandidaten dreimal die Woche 20 Minuten dynamisches Krafttraining.

Jugend, Glück, Schönheit – kann man alles machen!

Erlauben Sie mir bitte, Prof. Kramer, University Illinois, zu zitieren:

> »Es geht nicht nur darum, den Alterungsprozess zu verlangsamen, es geht darum, ihn umzukehren.«

Umzukehren! Forever young ist kein Gag, ist kein Wunschtraum, ist keine Spinnerei, sondern längst wissenschaftliche Realität. Wieder jung werden ist machbar.

Leider kommt das Wort »machbar« von machen. Und das hat möglicherweise irgendetwas mit Ihnen selbst zu tun.

Prof. Kramer erforscht die Stirnlappen, also Hirnregionen, die für höhere Funktionen wie Entscheidungsprozesse und die Vorausplanung zuständig sind.

Er konnte mit Hilfe von PET und Kernspin belegen, dass Körpertraining sie wachsen lässt. Dass aerober Sport zur eindrucksvollen Leistungsverbesserung führt.

Resultat: Sport macht selbst im hohen Alter schlauer.

Nur damit wir uns verstehen: Das hohe Alter beginnt ab 30. Jeder von Ihnen ist mittendrin in diesem Prozess.

Noch mehr gute Nachrichten? Dazu Prof. Ratey von der Harvard University: Bei sportlichen Menschen sind die Gesamtspiegel wichtiger Neurotransmitter höher.

»Dopamin, Serotonin, Noradrenalin – deren Werte sind nach einer Trainingsrunde durchweg erhöht«, sagt Prof. Ratey. Und weiter: »So hilft Sport der Konzentration, er beruhigt und fördert noch unseren Antrieb.«

All dies habe ich persönlich zufällig im Selbstversuch vor 20 Jahren erfahren. Und gebe es seither strahlend voll innerer Begeisterung weiter. Weshalb es in Deutschland aber immer noch einige wenige Menschen gibt, die nicht täglich laufen, die also nicht täglich ihr Gehirn jünger machen, die nicht die Glückshormone im Gehirn erhöhen, entzieht sich meinem Verständnis. Ist Jammern so viel schöner?

Selbst Frau Dr. Merkel wurde doch auch schon auf Langlaufski fotografiert.

Wunderheilung?

Zu viel, zu lange andauernder Stress schädigt Ihr Immun-system. Sie werden krank. Ausweg? Gibt es. Berichtet uns beispielhaft ein junger Assistenzarzt, 33 Jahre, in den USA.

Durch die Arbeit überlastet, starben kurz hintereinan-der Vater und Schwiegervater. Er selbst »war so gestresst«, dass er seltsame Erstickungsanfälle bekam. Er konnte kaum noch atmen. Und glaubte, er hätte Kehlkopfkrebs. Hatte er nicht. Das Röntgenbild zeigte Schneegestöber in der Lunge, also eine gestreute Sarkoidose, eine krebsähnli-che Erkrankung des Lymphsystems. In der Regel tödlich.

Der junge Arzt hatte keine Hoffnung. Zu dieser Zeit gab es keine Behandlungsmöglichkeit. »Ich wusste nicht, was ich tun sollte«, sagt er, »ich geriet in Panik und unter Stress. Also fing ich an zu laufen.«

Nicht ganz einfach. 1,75 Meter groß, 86 Kilo schwer. Kennen wir alle. Aber er lief weiter, lief um sein Leben. Aus den Monaten wurden Jahre, aus den anfangs 400 Me-tern wurde ein Marathon, und nach fünf Jahren war die Krankheit verschwunden.

Sein behandelnder Arzt hat dies in der medizinischen Literatur festgehalten. Nannte die Genesung eine Wunder-heilung. Als der Patient vorschlug, die »Wunderheilung« habe etwas mit dem Laufen zu tun, sagte sein Hausarzt, das sei »einfach absoluter Unsinn«.

Das war medizinischer Stand 1975. Hat sich bis heute nichts, aber auch gar nichts geändert. Nur: Wer weiß, wer wirklich weiß, der spricht von der neuen Medizin. Der Medizin des Jahrhunderts. Von unserem Muskel.

Vom Glück und vom Marathon unter drei Stunden

Marathon unter drei Stunden? Kommt ja vor. Beinahe täglich in meiner Praxis: Junge Leute (also Menschen unter 65 Jahren), die hier ganz unerschrocken und unbescheiden den dringenden Wunsch (dringend heißt: Doktor, schau zu, wie du das schaffst!), also den dringenden Wunsch äußern, den nächsten Marathon unter drei Stunden zu laufen. Tatsächlich kann man testen, ob die das schaffen würden. Der Test beschäftigt sich nicht mit so banalen Dingen wie »bring dein Körperfett unter 15 Prozent« oder »trainiere wenigstens 60 bis 80 Kilometer jede Woche«, sondern der Test beschäftigt sich mit dem Entscheidenden: dem mentalen Durchhaltevermögen. Der inneren Einstellung. Wenn Sie wollen: Hat dieser Mensch eine ausreichend neurotische Grundstruktur?

Also los: Der entscheidende Test für einen Marathon unter drei Stunden:

Setzen Sie sich zu Hause auf einen Heimtrainer. Stellen Sie die Wattzahl so hoch ein, dass Sie nach zehn Minuten ziemlich am Ende sind. Jedenfalls mit hoher Frequenz schnaufen müssen. Und dann … machen Sie mindestens eine Stunde weiter. Obwohl es natürlich schon längst nicht mehr geht. Das war's.

Wenn Sie jetzt glauben, das sei doch verrückt, dann lesen Sie bitte einmal über Felix Magath nach. Wie der deutscher Meister wurde. Oder werden Sie endlich (endlich!) Mit-

glied im Greif-Club und genießen Sie dort die herrlichen Sätze über Training früher: »Scheintot war geschmeichelt. Das war die Steigerung von Menschenschinden … Es gab in diesen Zeiten kein zu hartes Training, nur zu schlaffes. Die Trainingsjammerei ist eine Erfindung der Neuzeit.«

Sie haben sich in Deutschland in den letzten Jahrzehnten daran gewöhnt, alles geschenkt zu bekommen. Auf sozialer Ebene muss ich Ihnen das nicht verdeutlichen. Jeder weiß Bescheid. Wir haben die kürzesten Arbeitszeiten, die längsten Urlaubs- und Krankheitszeiten, den höchsten Lohn, die beste soziale Absicherung dieser Welt.

Nur: All das zählt im Sport nicht. Da gibt es eine Stoppuhr. Und die ist nicht sozial abgefedert. Ein Marathon unter drei Stunden passt nicht in unser soziales Klima. Der ist

nackte, pure Leistung

und deshalb höchstes Glück. Das können Sie sich eben nicht kaufen. Und das bekommen Sie niemals geschenkt. Also noch einmal ganz einfach: Wer den obigen Test besteht, hat gewonnen. Das gilt für das ganze Leben.

bitte
beherzigen!

damit ihr herz für ein längeres leben schlägt,
könnten sie in ein land mit vielen heringen
ziehen – oder, ein bisschen einfacher:
die folgenden seiten lesen. dort steht,

> wie sie ohne medikamente den
> blutdruck senken,

> wie sie die gefäße sauber kriegen,

> warum der bauer mit herz seine
> hühner mit vitamin d füttert,

> warum der pharmariese omega-3 hasst

> und wie ein bisschen training vor
> koronar-
> klempnerei
> schützt.

Bluthochdruck – modernste Therapie

Sie wissen genau, was passieren würde, wenn Sie mit Blut-hochdruck zu Ihrem Hausarzt oder in eine Klinikambu-lanz gehen. Zu 80 Prozent bekommen Sie Tabletten. Mit Sicherheit. Zum Glück gibt es 20 Prozent deutsche Ärz-te, die auch über hochmoderne Therapie Bescheid wissen. Wie das dann abläuft, schreibt mir soeben Christian:

»Vor einigen Wochen hat mein Hausarzt bei mir er-höhten Blutdruck (180/120 mmHg) festgestellt. Da ich aber erst 38 Jahre alt bin, hat er sich geweigert, mir Medikamente zu verschreiben. Er hat mir mit al-ler Deutlichkeit die Schwere der Situation vermittelt und mir Nordic Walking empfohlen. Zuerst war ich abgeschreckt, da NW für mich immer ein Hausfrau-ensport war. Habe mir dann doch die Ausrüstung ge-kauft. Begann mit dreimal pro Woche ca. 45 Minu-ten, mache das Ganze jetzt sieben Wochen und habe meinen Blutdruck nachhaltig auf 155/100 mmHg senken können.«

Das erzählen Sie bitte einem deutschen Kardiologiepro-fessor. Oder besser noch, tun Sie's nicht. Weiter im Text:
»Immer noch zu hoch … aber den Rest kriege ich auch noch hin. Gewichtsabnahme steht ja auch auf dem Plan.«

Hier hat ein Hausarzt zusammen mit dem Patienten nach den modernsten amerikanischen Richtlinien gearbeitet und … natürlich Erfolg gehabt. Und zwar auch Erfolg auf Dauer. In Deutschland praktisch unbekannt sind ja folgende zwei Tatsachen:

▸ Nur 15 Prozent der mit Tabletten eingestellten Patienten sind richtig eingestellt. Sagte der Präsident der Hochdruckliga-Tagung 2007 in Berlin, Prof. Rump. Da hat sich bis heute nicht viel geändert.

▸ Den Blutdruck kann man mit Tabletten wohl senken. Leider zeigen Studien, dass das Risiko für Schlaganfall oder Herzinfarkt trotz Tabletten aber nur um klägliche ein bzw. drei Prozent abnimmt. Haben Sie das jemals verinnerlicht?

Was den Blutdruck senkt

Bevor Sie einen Blutdrucksenker schlucken, könnten Sie erst einmal Folgendes probieren:

▸ Abnehmen. Pro Kilo Fett weniger sinkt der Blutdruck um 2 mmHg.

▸ Meditieren. Studien zeigen, wer täglich diesen Termin mit sich selbst einhält, senkt seinen Blutdruck um 12 mmHg.

▸ Bewegen. 30 Minuten Ausdauertraining pro Tag senken den Blutdruck genauso effektiv wie ein Medikament.

▸ Magnesium: Wer nur 240 Milligramm Magnesium aufnimmt, schickt den systolischen Blutdruck um etwa 4,3 mmHg in den Keller.

▸ Kalium senkt den Blutdruck, wirkt entspannend. Menschen mit niedrigem Kaliumspiegel haben ein um das 1,5-Fache erhöhtes Infarktrisiko. Sie brauchen täglich zwei bis vier Gramm. Steckt in Karotten, Bananen, Äpfeln. Nun rechnen Sie mal. Wo wäre Ihr Blutdruck denn in drei Monaten? Ganz ohne Medikamente, ohne Nebenwirkungen?

▸ Spicken Sie Ihren Speisezettel mit Lebensmitteln vom Mittelmeer. Die wundersame Mittelmeerkost mit Fisch, Zitrone, Knoblauch, Gemüse, Olivenöl liefert unzählige Vitalstoffe, die den Blutdruck senken.

▸ Gehen Sie in die Sauna: Der Wechsel von Hitze und Abkühlung trainiert das Herz-Kreislauf-System und senkt den Blutdruck.

▸ Nein zum dritten Glas: Mehr als 30 Gramm Alkohol kann den Blutdruck dauerhaft erhöhen. Das erste und zweite Glas dürfen Sie auch weglassen.

▸ Hören Sie mit dem Rauchen auf: Eine Zigarette verengt Ihre Blutgefäße um 40 Prozent. Nikotin erhöht den Blutdruck, beschleunigt den Herzschlag.

Rohrfrei: Vitamin C

Arteriosklerose, also Ablagerungen in den Blutgefäßen, nachdem die Blutgefäße vorher innen verletzt wurden, ist die Todesursache Nr. 1. In Deutschland.

Dabei schien das Problem schon längst gelöst. In einem genialen Experiment 1953.

Da hat Professor Willis nicht am Menschen, sondern am Meerschweinchen die Arteriosklerose untersucht. Die in diesen Tieren von der menschlichen Erkrankung nicht zu unterscheiden ist. Weshalb Meerschweinchen? Weil die genau wie der Mensch Vitamin C nicht selbst herstellen können. Und Professor Willis fand heraus:

▶ Meerschweinchen unter hoher Vitamin-C-Zufuhr bekommen keine Arteriosklerose (drei Gramm Vitamin C pro Tag, umgerechnet auf den Menschen).

▶ Meerschweinchen mit chronischem Vitamin-C-Defizit bekommen schnell eine Arteriosklerose (100 Milligramm Vitamin C pro Tag).

▶ Hohe Mengen an Vitamin C plus hohe Mengen an Cholesterin führen nicht zu einer Arteriosklerose.

▶ Wird Arteriosklerose erzeugt durch Vitamin-C-Defizit (unter 100 Milligramm am Tag) und werden anschließend höhere Mengen an Vitamin C gegeben, verschwindet die Arteriosklerose.

Noch einmal ganz langsam: Der Mensch stellt selbst überhaupt kein Vitamin C her. Und soll deshalb laut DGE täglich so 100 bis 150 Milligramm zu sich nehmen. Was zu dieser Vitamin-C-Menge zu sagen ist, lesen Sie oben. Heißt in der Wissenschaft »chronisches Defizit«.

Aber weshalb soll irgendjemand auf 12,2 Milliarden Dollar jährlich für ein chemisches Präparat verzichten – um bei nur einer Pharmafirma mit nur einem Cholesterinsenker zu bleiben? Vitamin C, also Natur, ist nun einmal nicht patentierbar, und man verdient kein Geld damit. Und …

Stopp! Lassen Sie diese Gedanken. Lassen Sie alle Rechthaberei im Leben. Freuen Sie sich über Ihr Wissen und handeln Sie! Denn: Wer strahlt, wer fröhlich ist, wem es gut geht, wer mit 65 die Herzkranzgefäße eines 17-Jährigen hat (vom Kardiologen bescheinigt), der steckt womöglich an. Denken und handeln Sie – forever young.

GEHEIMNIS GESUNDHEIT

Vitamin C schützt auch Frauenherzen

In den USA untersuchte Dr. Stavroula K. Osganian vom Children's Hospital in Boston 16 Jahre lang 85 000 Frauen und befragte sie nach ihren Essgewohnheiten und ob sie Vitaminpillen schluckten. Das Ergebnis: Die Frauen, die zusätzlich Vitamin-C-Tabletten nahmen, hatten ein um 28 Prozent geringeres Risiko, einen Herzinfarkt oder andere Herzkrankheiten zu erleiden. Diese Frauen führten sich mehr als 360 Milligramm Vitamin C täglich zusätzlich zu. Wir in Deutschland nehmen im Schnitt 110 Milligramm auf. Auch deswegen sterben so viele am Herzinfarkt. Eine japanische Studie zeigt: Menschen, die mit ihrer Nahrung 1200 Milligramm Vitamin C täglich aufnahmen, litten seltener unter einer Gefäßkrankheit.

Pille oder Orange? Essen Sie die Orange. Wenn es geht, pflücken Sie sie direkt vom Baum. Lassen Sie sie nicht lange liegen. Und nehmen Sie zusätzlich täglich 1 bis 3 Gramm Vitamin C aus der Apotheke, das hält Ihr Gefäßsystem jung, schützt Sie vor Herzinfarkt.

Zucker macht LDL-Cholesterin

LDL-Cholesterin ist genau der Stoff, den der Pathologe (wenn es zu spät ist) aus den Herzkranzgefäßen herauskratzt. Ist der Stoff, der die Blutgefäße verschließt. LDL-Cholesterin ist die Basis der Arteriosklerose. Das Verwirrende an der Geschichte – Ihnen wohlbekannt – ist die Tatsache, dass erst die Innenseite der Blutgefäße beschädigt werden muss, bevor sich dieser tödliche Stoff ablagern kann. Fakt bleibt aber: Der tödliche Stoff heißt LDL-Cholesterin.

Und hier gibt es Neues. Natürlich aus den USA. Natürlich. So berichtet Dr. William Davis leicht nachprüfbar (kann man an einem Tag messen), aber deutschen Ärzten praktisch unbekannt, dass

»… die Messung von LDL der sicherste Index für Kohlenhydrataufnahme ist. Besser und sicherer, als wenn man Blutzucker oder Triglyceride misst.«

In anderen Worten, die Zufuhr von Kohlenhydraten erhöht das schlimme LDL-Cholesterin. Bedeutet andersherum: Stoppe die Kohlenhydratzufuhr, und du senkst das tödliche LDL! Tödlich für immerhin knapp die Hälfte der deutschen Bevölkerung. So 30 bis 40 Millionen.

Aber weiter Dr. Davis: Da spricht die Ärzteschaft über Einschränkung von gesättigtem Fett oder über Statine, also Tabletten, und weiß nicht, dass die Einschränkung von Kohlenhydraten (Mehl und Zucker) der wirkliche Schlüssel für die Senkung von LDL-Cholesterin ist.

Wieder so ein Hinweis. Studien glaube ich kaum noch. Ich glaube, was ich messe. Das Prinzip können Sie durchaus auf Ihren politischen Alltag übertragen. Glauben Sie am besten nur noch Ihrer persönlichen Erfahrung.

GEHEIMNIS GESUNDHEIT

Wie Arteriosklerose entsteht

Fett lagert sich nicht einfach so ab. Die wunderschönen glatten Wände der Blutgefäße werden gereizt – durch Stresshormone, Zuckerbömbchen namens AGEs, freie Radikale, Bluthochdruck … Dort lagert sich dann Fett ein, oxidiertes, kristallines Cholesterin. Die Innenwand der Blutgefäße entzündet sich. Fresszellen kommen, um die Entzündung zu bekämpfen. Sie bleiben haften, sterben ab. Im Laufe der Jahre wächst das Ganze an, lagert Kalk ein. Es bilden sich Plaques. Das Gefäß wird enger und enger. Das heißt dann Arteriosklerose.

Fischöl contra Statine

»Dem ist der Mund offen gestanden, dem Hausarzt!« Berichtet mir eine Angestellte. Deren Ehemann dort soeben wieder zur jährlichen Blutkontrolle angetreten war. Der Ehemann seinerseits hatte die Nase voll gehabt. Von den Tabletten. Von den Cholesterinsenkern. Den Statinen. Der Weltmarktführer macht damit über zwölf Milliarden Dollar Umsatz. Für eine einzige Tablette. Muss was Tolles sein. Hilft, wie Sie ja inzwischen wissen, bei 1,7 Prozent derer, die sie einnehmen. Beim Rest nicht. Ah ja.

Jedenfalls wollte der Ehemann meiner Angestellten »das Zeug« nicht mehr nehmen. Und hat es ersetzt durch **vier Gramm Omega-3.** Ein Jahr lang. Die Laborbögen liegen vor mir. Vorher also mit Cholesterinsenker, nachher mit Omega-3. Zwischenraum ein Jahr.

	mit Tablette	mit Omega-3
Cholesterin	263	215
Triglyceride	314	154

Fakten. Landen auf meinem Schreibtisch. Dass dem Hausarzt der Mund offen stehen bleibt, verstehe ich. So hat es uns die pharmazeutische Industrie nicht erzählt. Natürlich nicht. So was steht halt nur in »Frohmedizin«, erschienen im Heyne Verlag.

GEHEIMNIS GESUNDHEIT

Viel Hering, wenig Medizin

Ein Land mit vielen Heringen kommt mit wenigen Ärzten aus, sagt der holländische Volksmund. Grund: Heringe liefern Omega-3-Fettsäuren. Sie gehören zur Gruppe der mehrfach ungesättigten Fettsäuren. Sie schützen Herz und Hirn vor Infarkt, beugen Krebs vor, lindern Symptome rheumatischer Arthritis, Migräne und Bronchialasthma, wirken entzündungshemmend, regulieren das Immunsystem, und neue Studien zeigen: Sie helfen gegen Depressionen.

Ärzte bekommen Herzrhythmusstörungen ...

... wenn sie joggen. So der Kardiologe Professor Aizer vom New York University Medical Center. Der ganz einfach die berühmte Physicians Health Study aus den achtziger Jahren ausgewertet hat. Eine Studie mit 22 071 Ärzten im Alter von 40 bis 84 Jahren. Die Ärzte bekamen 53 Prozent häufiger Vorhofflimmern, wenn sie fünf- bis siebenmal die Woche joggten. Und je länger die Laufstrecke, desto größer das Risiko.

Deutsche Experten, deutsche medizinische Fachjournale wie *Focus* oder *Spiegel* würden daraus ableiten: Joggen macht krank. Schädigt das Herz. Professor Aizer, ein amerikanischer Kardiologe, dagegen schmunzelt: **Betroffen waren nur Ärzte unter 50 Jahren.** Ärzte über 50 Jahre, also zwischen 50 und 84 Jahren, bekamen durch das Joggen eben nicht mehr Herzrhythmusstörungen.

Heißt also: Joggen schadet eben nicht dem Herzen. Sondern Jungspunde unter 50 Jahren machen halt noch Fehler. In ihrer jugendlichen Unerfahrenheit, ihrem Leichtsinn. Welche Fehler?

Kann ich Ihnen genau sagen: Herzrhythmusstörungen beim Sport bekommt man mit hoher Sicherheit weg durch Magnesium, Kalium, Omega-3. In dieser Reihenfolge. Fast immer Magnesium. Und es ist leicht vorstellbar, dass so ein überarbeiteter Arzt mit 45 Jahren (persönliches Beispiel bekannt) mit dem Joggen anfängt und anfangs nicht realisiert, dass man durch Schwitzen Mineralien verliert. Dass jeder, der joggt, zumindest Magnesium zu sich nehmen muss. Wie viel? Finden Sie nur durch Messung heraus. Nenne ich Bluttuning, wie Sie wissen.

Je höher also der Magnesiumspiegel, desto geringer das Risiko, an einem Herzinfarkt zu sterben. Die Gabe von Magnesium bei Herz-Kreislauf-Krankheiten ist heute selbstverständlich. Magnesiuminfusionen nach Herzinfarkten sind medizinischer Standard. Ebenso wie die tägliche 600-Milligramm-Magnesium-Dosis bei Herzrhythmusstörungen und Erkrankungen der Herzkranzgefäße verordnet wird. Nur: Was ist mit vorbeugen? Wie viele Infarkte können verhindert werden, wenn jeder seinen Magnesiumspiegel auf gesunde, normale, wichtige 1,0 mmol/l bringt und nicht bei üblichen 0,76 mmol/l stehen bleibt? Ich selbst nehme 1800 Milligramm – und das seit 16 Jahren. Ja. Ich lebe noch. Nein, ich hatte keinen Herzinfarkt.

Die kleinen Pharmageschäftchen

Die Vitamin-E-Story begann 1995. Als die Universität London nachgewiesen hat, dass Vitamin E, 400 Milligramm, den Herzinfarkt dreimal wirksamer verhindert als Statine, die Cholesterinsenker. Als der 100-Milliarden-Dollar-Markt der Pharmafirmen. Eine Katastrophe. Wenn die Firma Pfizer allein mit Sortis (ein Statin, ein Cholesterinsenker) 12,2 Milliarden Dollar Jahresumsatz macht ... und jetzt kommen Wissenschaftler mit dem fast kostenlosen Vitamin E daher. Dreimal wirksamer? So geht das nicht!

Damals sind die Pharmafirmen aufgewacht. Und deshalb lesen Sie beinahe monatlich in der deutschen Presse so putzige Vitaminstorys. Wie schädlich Vitamine seien. Die sogar das Leben verkürzen sollen. Wissenschaftlicher Unfug, aber ... es bleibt ja immer etwas hängen.

Die Fakten über Vitamin E sind eindeutig. 2009 erneut bestätigt von der University of Washington, die 77719 Bürger, Alter 50 bis 76 Jahre, untersucht hatte. Zehn Jahre lang. Wer Vitamin E, 215 Milligramm täglich, zehn Jahre genommen hatte, reduzierte sein Sterberisiko an Herzinfarkt, an Schlaganfall um **28 Prozent**. Nicht nur sein

Erkrankungsrisiko (die Zahl liegt noch höher), sondern den Tod. Mit einer einzigen kleinen Kapsel. Fakten. Kann man einfach nicht wegwischen. Selbstverständlich wird die Pharmaindustrie antworten. Mit neuen, nebulösen Meta-analysen (verstehen Sie das Meta?) nach dem Motto: Es wird schon etwas hängen bleiben.

Hier geht's um Milliarden Dollar. Chemie gegen Natur.

GEHEIMNIS GESUNDHEIT

Die Kunst des hohen C

Vitamin E (Tocopherole) ist ein wichtiges Antioxidans. Es arbeitet überall dort in Ihrem Körper, wo Fette sind. Schützt sie vor dem Ranzigwerden. Mangelt es an Vitamin E, oxidieren die Fette in Ihrem Blut – und das macht nun mal Arteriosklerose und Herzinfarkt. Vitamin E allein hilft halt nicht. Ist nach 40 Minuten verbraucht. Wird im Körper nur durch Vitamin C am Leben erhalten. Längst durch den Biochemiker Prof. Esterbauer aus Graz bewiesen. Sie brauchen also Vitamin C plus Vitamin E. Dann tut das Ihrem Herzen gut. Und zum Vitamin C brauchen Sie Flavonoide, die seine Wirkung um das Zigfache verstärken. Darum sollten Sie auch Obst dazu essen. Mein Tipp: Neh-men Sie Ihr Vitamin E lieber weiter, aber nicht allein. Zusammen mit all den anderen wichtigen Dingen, die die Natur erfunden hat, die aber vielleicht nicht mehr in Ihrem Essen drinstecken.

»Nein, Vitamine brauchen Sie nicht!«

Entzündungsstoffe sind die eigentliche Ursache für Arteriosklerose. Für Ablagerungen in den Blutgefäßen. Entzündungsstoffe würden die Adern innen verletzen und damit Ablagerungen überhaupt erst ermöglichen. Hat uns schon vor Jahren der *Spiegel* vorwurfsvoll erklärt. Tenor: Deutsche Ärzte wüssten so etwas nicht. Da muss immer erst der *Spiegel* kommen.

In der Zwischenzeit wissen wir, dass tatsächlich Entzündungsmarker wie zum Beispiel TNF-Alpha (Serumtumornekrosefaktor Alpha) verantwortlich sind für so unangenehme, schmerzhafte Krankheiten wie echtes Rheuma, wie multiple Sklerose, wie Herzkranzgefäßverkalkung und Herzinfarkt. So weit ist die Medizin sich ja einig.

Neu ist jetzt eine hübsche Messung (bei diesem Wort sollten Sie immer aufmerken) des Vitamin-D-Spiegels im Blut. Von Prof. Peterson, Universität Missouri. Die sehr klar zeigt, dass schädliche Entzündungsfaktoren dann am höchsten sind, wenn im Blut messbar Vitamin-D-Spiegel am tiefsten sind.

Das erscheint Frau Professor so ernst, dass sie neue Empfehlungen für die geeignete Vitamin-D-Menge ausspricht. Bisher gelte nämlich für Menschen bis 50 Jahre: 200 I.U. Und für Menschen über 50 Jahre 400 I.U. Die Werte wurden 1997 festgelegt.

Die jetzigen Messungen solcher gefährlichen Entzündungsfaktoren lassen aber nur einen Schluss zu: Um gesund zu sein, braucht der Mensch mindestens 1000 I.U. vom Vitamin D.

Dazu passt das aktuelle Studienergebnis, dass 75 Prozent der Amerikaner nicht genügend Vitamin D bekommen. 75 Prozent! Die haben also vermehrt Entzündungsfaktoren, die haben dann also vermehrt Herzinfarkt, multiple Sklerose, Rheuma …

Wir Deutschen müssen uns um so etwas nicht kümmern. Wir leben im Land der Seligen. Wir »haben genug Vitamine, wenn wir nur ausgewogen essen«. Die Gebetsmühle kennen Sie.

Doch, doch! Ich hör's jeden Tag. Sie fragen Ihren Hausarzt, ob Sie Vitamine bräuchten, und der sagt immer (immer!) die Gebetsmühle auf. Da will jemand nicht lesen. Oder misst halt nicht …

GEHEIMNIS GESUNDHEIT

Kennen Sie Ihren hs-CRP-Wert?

Der Entzündungsfaktor hs-CRP: Dieser Wert zeigt eine Entzündungsreaktion an. Ist kurzfristig erhöht bei einem Infekt – und chronisch erhöht, wenn man auf den Herzinfarkt zusteuert. Der Normalwert: < 1 mg/l. Liegt er darüber, erhöht sich das Risiko drastisch, bald einen Herzinfarkt zu erleiden. Den hs-CRP-Test sollte jeder ab dem 40. Lebensjahr machen lassen. Vor allem wenn man Diabetes, Übergewicht, hohen Blutdruck hat.

Folsäure – ganz am Rande

Andere Länder, andere Sitten. Sie erinnern sich: In den USA und Kanada wird – per Gesetz! – jeglichem Mehl Folsäure zugesetzt. Seit 1998. Schon im ersten Jahr hat man damit knapp 50 000 Amerikanern das Leben gerettet. Den Herzinfarkt verhindert.

Ursprünglich wollte man ja etwas anderes. Man wollte bei Neugeborenen angeborene Neuralrohrdefekte verhindern. Also offenes Rückgrat oder Wasserkopf. Erfolg: 50 Prozent Rückgang. 50 Prozent weniger Eltern, die sich zu Tode grämen müssen. Wenn Sie mir bitte erlauben, nüchterne Zahlen in die Wirklichkeit zu übersetzen.

Aber man hat noch mehr erreicht: Auch schwere Herzfehler bei Neugeborenen verschwinden langsam, aber sicher. Also etwas, was man bisher als »gottgegeben« hingenommen hat.

Die Folsäureanreicherung von Mehlprodukten hat schwere Herzfehler jährlich um sechs Prozent verringert. Berichtet eine Studie über den Zeitraum von 1990 bis 2005. Also seit 1998 (erst!) jedes Jahr sechs Prozent weniger. Das macht … Wo ist mein Taschenrechner?

Noch einmal: Da verschwinden plötzlich massive angeborene Leiden. Einfach so. Bloß weil ein Staat Folsäure ins Mehl mischen lässt.

Nicht in Deutschland. Wir haben ja bekanntlich alle genug Vitamine. Bei uns sind zusätzliche Vitamine ja überflüssig, sogar schädlich. Können Sie täglich (wirklich täglich) in unseren Medien lesen. Deutschland ist tatsächlich

»vom globalen Wissenspool abgeschnitten« (*FAZ*). Wir lassen unsere Kinder leiden.

GEHEIMNIS GESUNDHEIT

Lebensretter Folsäure

Forscher der Universität von Washington fanden heraus: 40 Prozent aller Herzinfarkte wären vermeidbar (jährlich Hunderttausende von Todesfällen), wenn der Mensch nur mehr Folsäure aufnehmen würde. Nämlich mindestens 400 Mikrogramm täglich (in Kombination mit B6 und B12).

Das Herz des klugen Patienten

Wenn der Patient klüger ist als der Arzt, ist ein wesentliches Ziel erreicht. Das Ziel der Selbstverantwortung. Das Ziel, mit seinem Körper und seinen Gebrechen selbst umgehen zu können. Und den Arzt allenfalls als Ratgeber zur Seite zu haben.

Eine Geschichte: Ein junger Mann aus meinem Forum hatte Herzrhythmusstörungen. War natürlich beim Notarzt, war im Krankenhaus, das ganze Programm. Werte waren natürlich in Ordnung. Die Medizin wusste nicht weiter.

Dann stellte er halt seine Eigendiagnose: Magnesiumman-gel. Also nahm der junge Mann 350 Milligramm, und die Herzrhythmusstörungen verschwanden. Lustig: Er hat das Auftreten dieses krankhaften Zustandes auch hinterfragt. Ursache: Er »musste« am Vortag größere Mengen Alkohol zu sich nehmen. Sie kennen meinen Satz: »Ein Glas Wein schwemmt Magnesium für die nächsten drei Tage so sehr aus Ihrem Körper, dass Sie es nicht mehr aufholen kön-nen.« So viel zum ach so gesunden Alkohol.

Das eigentlich Schöne an seinem Erfahrungsbericht ist die Reaktion meines Berufsstandes. Der Notdoktor warnt vor Magnesium. Denn die Rhythmusstörungen könnten ja gerade vom Magnesium kommen. Im Krankenhaus wird zwar Blut genommen, aber Magnesium nicht mit-gemessen. Denn eine »eventuelle Herzerkrankung hätte ja nichts mit Magnesium zu tun«. Und als kleines Schman-kerl: Kalium. Kalium war gemessen zu niedrig (3,5; nor-mal 3,8–5,5; laut Strunz: bitte über 5,0, wenn Sie Ihr Herz schützen wollen). Der niedrige Kaliumspiegel »hat aber niemanden interessiert«.

Können Sie sich noch an die Tatsache erinnern, dass deutsche Ärzte Probleme haben mit amerikanischer wis-senschaftlicher Literatur? In der *FAZ* beschrieben. In der größten, weltweit größten medizinischen Studie, der Framingham-Studie, wird eindeutig festgestellt, dass Herz-rhythmusstörungen umso mehr abnehmen, je mehr Mag-nesium der Mensch zu sich nimmt. Deutschen Ärzten un-bekannt.

Fazit: Bitte lernen Sie daraus, dass Gesundheit Eigenverantwortung ist. Beschäftigen Sie sich mit dem simplen Gedanken, dass Krankheiten überflüssig sind. Auch tatsächlich nicht auftreten, wenn Sie sich täglich bewegen, sich genetisch korrekt ernähren, sich stressfrei denken.

Immer mehr Menschen nehmen Ihr Leben, Ihre Gesundheit selbst in die Hand.

GEHEIMNIS GESUNDHEIT

Kalium für den Rhythmus

Kaliummangel kann genauso wie Magnesiummangel Herzrhythmusstörungen verursachen. Kalium senkt einen hohen Blutdruck. In klinischen Studien mit Hochdruckpatienten sanken mit täglich zwei Gramm Kalium nach vier Monaten die Werte um zehn Prozent. Und das ist doch was. Ohne Nebenwirkungen. Ohne, dass Sie unendlich schlapp und müde sind. Kalium steckt viel in Tomaten. Täglich eine Tomate schützt nachweislich vor Herzinfarkt. Auch gute Lieferanten: Bananen und Aprikosen und der Apotheker.

Gemüse für den Arzt, Vitamine für den Patienten

»Langsam wird's lästig!«, ermahnt mich soeben ein Arzt, ein Kollege. Ich möge Sie, lieber Mitmensch, sehr viel eindringlicher auf Gemüse hinweisen und nicht immer so auf Vitaminen herumreiten. Gemüse würde helfen gegen Krebs und Herzinfarkt. Und eben nicht Vitamine.

Das wirklich Schlimme ist, dass die *FAZ* Recht hat. Dass 80 Prozent der deutschen Ärzte eben nicht englisch lesen. Nichts wissen vom neuesten Herzkongress in Orlando, Florida. Der American Heart Association's Scientific Conference.

Die Sensation dieses Herzkongresses war wieder mal eine kleine Vitaminstudie. Vitamin D und Herzinfarkt. Deswegen so besonders schön, weil hier gemessen wurde. An 27 686 Patienten. Der Vitamin-D-Spiegel.

Die Patienten wurden in drei Gruppen eingeteilt. Unter 15 ng/ml, von 15–30 und dann über 30 ng/ml Vitamin D im Blut. Normalbereich laut Forever-young-Vitaminbuch: 30–60 ng/ml. Die mit dem tiefsten Spiegel hatten:

▶ 78 Prozent mehr Schlaganfall
▶ 45 Prozent mehr Herzkranzgefäßverkalkung
▶ 77 Prozent mehr Todesfälle

Das sind wirklich dramatische Zahlen. So noch nie gehört. Dramatisch deshalb, weil Sie mir ja täglich Vitamin-D-Werte unter 15 bieten und … sich nichts Böses dabei denken.

Vitamin D kommt aus Fischöl oder der Sonne. Bedeutet praktisch: In Deutschland nix oder zu wenig. Das ist eben so. Jetzt lesen Sie bitte noch mal die Prozentzahlen.

Und da gibt es also immer noch Kollegen, Ärzte, die aufs Gemüse allein schwören. Dürfen sie ja. Für sich persönlich. Aber den Patienten sollte man doch ein bisschen wissenschaftliche Wahrheit vermitteln. Vitamin D. Ich persönlich brauche 4000 i.E. täglich. Gemessen.

So geht man kein Risiko ein

Auch bei Frauen ist der Herzinfarkt häufigste Todesursache. Und überflüssig. Absolut überflüssig. Diese ungeliebte Wahrheit (denken Sie einmal an die überflüssigen Krankenhäuser) setzt sich langsam, ganz langsam durch: 77 Prozent der Herzinfarkte, untersucht an 24 500 Frauen, hätten sich vermeiden lassen, wenn die Damen

▶ körperlich aktiv wären,
▶ sich gesund ernährten,
▶ nicht rauchten,
▶ wenig Alkohol tränken,
▶ einen Taillen-Hüft-Quotienten unter 0,75 hätten.

Leider, leider hatten sich diese Fakten erst bei fünf Prozent dieser 24 500 Frauen herumgesprochen. Also praktisch gar nicht. Herzinfarkt ist ein typisches Beispiel. Das gilt für alle anderen Krankheiten auch. Krankheiten sind eine Funktion des Lebensstiles. Und den haben wir in der Hand. Siehe oben.

GEHEIMNIS GESUNDHEIT

Der Waist-to-Hip-Ratio

Der Waist-to-Hip-Ratio (WHR) misst Ihr Lebensrisiko. WHR = Taillenumfang geteilt durch Hüftumfang. Weibliche Problemzonen, dicke Oberschenkel und Po, sind nicht gefährlich. Aber ein dicker Bauch ist das pure Risiko für Herz und Kreislauf. Fettzellen im Bauchbereich nehmen Zucker und Fette aktiver auf und verstoffwechseln gespeicherte Fette schneller. Je größer der Bauch, desto höher ist die Menge an Fettsäuren, die in der Leber ankommen und den Insulinstoffwechsel belasten. Der Triglyceridspiegel im Blut steigt an, und das gute HDL-Cholesterin sinkt. Das erhöht das Risiko für Herzinfarkt und Schlaganfall. Messen Sie Ihren Taillenumfang, stehend, zwischen Rippenbogen und Beckenkamm. Ihren Hüftumfang ermitteln Sie in Höhe des seitlichen Knochenhügels am Oberschenkel. Setzen Sie die Werte in die oben genannte Formel ein. Ab 0,85 WHR sollten Sie als Frau Ihren Fettzellen den Kampf ansagen. Für Männer gilt dasselbe ab 1,0 WHR.

Herzinfarkt und Schlaganfall

Jeder zweite Deutsche stirbt an seinen Blutgefäßen, an Herz-Kreislauf-Erkrankungen, am Herzinfarkt und Schlaganfall. Nachdem er jahrelang Tabletten geschluckt und gelitten hat. Es geht auch anders.

An der Universitätsklinik Barcelona wurden 9000 Übergewichtige mit erhöhtem Cholesterin, Zucker, Blutdruck einmal nicht mit Tabletten behandelt, sondern delikat ernährt: mit frischem Fisch, bunten Salaten, Olivenöl, Walnüssen und Pampelmusen.

Resultat nach drei Monaten: Signifikant gesunken waren Körpergewicht, Cholesterin, Triglyceride, Blutzucker und Blutdruck. Prof. E. Ros wörtlich: »Das Risiko für Herz-Kreislauf-Erkrankungen lässt sich bei diesen Patienten um die Hälfte reduzieren.«

Das schafft keine Tablette auf dieser Welt. Die Entscheidung liegt einzig und allein bei Ihnen.

Übrigens: Das wirklich Wichtige an diesem Mittelmeer-light-Rezept, der Unterschied zwischen Leben und Tod, ist tatsächlich das, was eben nicht da steht. Was Sie nicht essen sollten, wenn Sie leben wollen: Sie ahnen …? Genau: Kohlenhydrate. Hilfestellung gibt Ihnen die neue Harvard-Esspyramide (siehe www.strunz.com)

GEHEIMNIS GESUNDHEIT

Ein Leben ohne Brot

Kartoffeln, Reis, Brot – sind das Lebensmittel? Vor 6000 bis 8000 Jahren begann der Mensch sich hinzusetzen. Er begann mit Ackerbau und Viehzucht. Er hatte plötzlich Nahrung in Hülle und Fülle, die er sich vorher täglich mühsam erjagen musste, mit all den Risiken. Was denn für Nahrung? Ganz einfach: Getreide, Reis, Kartoffeln. Kohlenhydrate, die man nicht jagen muss. Und dieser Tatsache verdanken wir die Zivilisationskrankheiten. Das metabolische Syndrom. Das zunehmende Übergewicht der Menschheit, die Zuckerkrankheit, den Herzinfarkt etc. Wir verdanken dies den in der Fabrik aufgeschlossenen Kohlenhydraten, der gekochten Kost. Der vitaminleeren Kost. Die Natur hat uns die – notwendigen – Kohlenhydrate immer mit Vitaminen verpackt geliefert. Nämlich in Form von Obst. Der Mensch mahlt das Korn aus, schält den Reis, brät sich Pommes. Das war's. Wer von der Natur abweicht, bekommt Probleme.

Mein täglich Aspirin
gib mir heute ...

Viele von Ihnen schlucken täglich geringe Dosen Aspirin, um sich vor Herzinfarkt oder Schlaganfall zu schützen. Aspirin soll »das Blut flüssiger« machen. Sagt man Ihnen.

Die Wahrheit ist eine andere. Die finden Sie zum Beispiel in *Harvard Heart Letter*. Dort finden Sie Fakten: Bei bis zu 40 Prozent der Menschen, die ASS einnehmen, tritt die erhoffte Wirkung nicht ein, wird die gefürchtete Verklumpung von Blutplättchen nicht verhindert. Dazu kommt, dass bei den restlichen 60 Prozent sich der Körper an die Droge gewöhnt und dass nach einiger Zeit auch bei diesen 60 Prozent die gewünschte Wirkung ausbleibt. Das sind die Fakten.

Kommentar: überflüssig.

Übrigens: Die Pharmaindustrie weiß das. Und sagt wörtlich: »Die große Mehrheit der Medikamente – mehr als 90 Prozent – ist nur bei 30 bis 50 Prozent der Leute wirksam.« Wussten Sie das? Würden Sie ein Auto kaufen, dessen Airbag nur in 30 bis 50 Prozent der Fälle funktioniert?

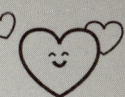

GEHEIMNIS GESUNDHEIT

Dann doch lieber Knoblauch – oder?

Wer sein Leben täglich mit Knoblauch würzt, verlängert es um fünf Jahre. Woher weiß man das denn? In China, in einer Provinz mit dem Namen Shandong, leben die meisten Knoblauchbauern. Sie leben fünf Jahre länger als Chinesen zum Beispiel in Henan, Guangdong oder Sichuan. Forscher vermuten: Die knoblauchreiche Küche der Shandong-Bewohner konserviert das Leben.

Zahlreiche Studien bestätigen: Knoblauch ist gut für Herz und Kreislauf. Die schwefelhaltigen Aromastoffe Alliin und Allicin senken hohe Blutfettwerte um bis zu 14 Prozent. Sie senken den Blutdruck, lösen Blutgerinnsel auf, fangen freie Radikale. Am besten entfaltet die Knolle ihre Wirkung, wenn Sie die Zehen sehr klein hacken oder zerdrücken und roh genießen.

Japaner

Japaner kennen natürlich auch Risikofaktoren. Die auf das Herz schlagen. Und das Leben verkürzen. Zusammengefasst unter dem Begriff »plötzlicher Herztod«. Betrifft in Japan

acht von hunderttausend Menschen.

Japaner, genau wie die herzgesündesten Menschen dieser Welt, die Eskimos, essen Fisch. Viel Fisch. Und deswegen viel Omega-3. In Zahlen ausgedrückt: Der Omega-3-Index (der Gehalt in den Zellwänden der roten Blutkörperchen) liegt bei acht bis zehn Prozent. Bei Eskimos, ganz nebenbei, finden wir bis zu 18 Prozent.

In Europa liegt diese Zahl im Schnitt bei 3,3 Prozent. Und wir finden prompt eine 15,5-fach erhöhte Inzidenz. Auf gut Deutsch: Der plötzliche Herztod rafft in Europa dahin

122 von hunderttausend Menschen.

Kleiner Unterschied. Da würde ich lieber in Japan leben. Oder …

Geniale Idee: So leben wie Japaner. Oder wie Eskimos. Und der wahrscheinliche Hauptfaktor für dieses andere Leben – wenn wir nur die Ernährung betrachten – ist der Konsum von Omega-3-Fettsäuren.

Dieses Wissen ist relativ neu. Begann mit großen Studien (Metaanalysen) im Jahre 2002. Fortgesetzt in einer erneuten Metaanalyse 2004. Und wird uns, und damit mir als Arzt, jetzt fassbar durch diese geniale neue Messmethode im Blut. Den Omega-3-Quotienten. Der Erfinder, ein Deutscher, nämlich Professor Dr. von Schacky, ist ein Wissenschaftler, der sich nicht zu fein war, sein Labor zu verlassen. Der mal nach Alaska gereist ist und dort wirklich einige Hundert Eskimos zur Ader gelassen hat. Weil ihm das Wort »normal«, das Wort »natürlich« interessiert hat. Respekt.

Kurz und gut: Kennen Sie Ihren Omega-3-Index? Weshalb nicht? Sind Sie Japaner oder Europäer?

Der Omega-3-Index ist die Menge an Omega-3-Fettsäuren in Ihren roten Blutkörperchen, bezogen auf die Gesamtfettmenge. Das Besondere an diesem Index ist: Ist der Omega-3-Index im grünen Bereich, brauchen Sie jedenfalls um Ihr Herz keine Angst zu haben. Auch nicht bei bestehenden anderen Risikofaktoren. Konkret: Dieser Index sollte über acht Prozent sein. Leider liegt er in der Regel unter vier Prozent. Dieser winzige Unterschied entscheidet über Leben und Tod. Denn bei unter vier Prozent, also dem üblichen Wert, haben Sie ein zehnfach höheres Risiko für plötzlichen Herztod. Kein Wunder, dass die tägliche Einnahme von Omega-3 inzwischen empfohlen wird von

▸ American College of Cardiology
▸ American Heart Association
▸ European Society for Cardiology

und jetzt auch von der DGE. Dahinter steckt die schlichte Erkenntnis, dass bei Eskimos (Fischöl) der Herzinfarkt praktisch unbekannt ist. Bei uns in Deutschland stirbt jeder Zweite daran. Kleiner Unterschied.

Koronarklempnerei

Koronarklempnerei, Herzklempnerei also, nennt Professor Füeßl den Herzkatheter mit Ballondilatation. Kennen ja manche von Ihnen. Professor H. S. Füeßl, München, ist der geschäftsführende Schriftleiter einer medizinischen Wochenschrift. Ein bemerkenswert gut informierter Arzt also. In seinem Artikel »Training versus Koronarklempnerei« beschreibt er (wieder einmal), dass Ballondilatation (oder auch Stent) eben nur lokale Koronarklempnerei sei. Körperliches Training dagegen sei ein umfassender therapeutischer Ansatz mit Effekten, die weit hinausgehen über die lokale Verbesserung der Koronardurchblutung.

In seiner typischen Art erwähnt er aber auch, dass Kardiologenkreise solche Botschaften aus naheliegenden Gründen nicht gerne an die große Glocke hängen. Und das würde so bleiben, so lange es zum Beispiel allein in Hamburg mehr Herzkatheterplätze gebe als in ganz Italien. Oder ganz deutlich: »Natürlich ist ein Herzkatheter in Verbindung mit einer Stentimplantation viel spektakulärer als ein bisschen Training und vor allem viel profitabler. Fragt sich nur, für wen.«

Danke, lieber Herr Professor Füeßl!

GEHEIMNIS GESUNDHEIT

Das liest der Herzchirurg im Langzeithoroskop

Jedes Jahr erleiden in Deutschland 500 000 Menschen einen Herzinfarkt. 183 000 sterben. Müsste eigentlich schon genügen. Aber die Zahlen werden künftig drastisch steigen. Das Robert-Koch-Institut schätzt: Bis ins Jahr 2050 steigt die Zahl der Herzinfarkte bei den Männern um 64,4 Prozent, bei Frauen sogar um 75,3 Prozent. Und das trotz rückläufiger Bevölkerungsentwicklung. Um dieser Horrorbilanz vorzubeugen, werden in Deutschland jedes Jahr 73 000 Bypässe gelegt. Die Pharmaindustrie macht mit Cholesterinsenkern einige Milliarden Umsatz im Jahr. Könnte man sich alles sparen. Durch regelmäßige Bewegung. Die kann das Risiko, eine koronare Herzkrankheit zu erleiden, um 90 Prozent senken. Und sie reduziert das Risiko eines plötzlichen Herztodes um 60 Prozent.

Unverschämte Statistik

Die Mama ist 78 Jahre und leidet an Herzrhythmusstörungen. Und bekommt deshalb Marcumar. Ein Blutverdünnungsmittel. Hochwirksam, extrem gefährlich. Muss ständig – mit eigenem Blutpass – überprüft und kontrolliert werden. Denn: Verletzt man sich mit Marcumar im Blut, dann verblutet man. Bei einem Unfall. Bei einem Sturz. Wenn man sich in den Finger schneidet. Deswegen hat Mama, 78 Jahre, Angst vor diesem Mittel.

Sohn, Diplomingenieur, begleitet Mama zum Spezialisten, zum Kardiologen. Fragt, ob nicht das harmlosere Aspirin statt des wirklich gefährlichen Marcumar zur Blutverdünnung gegeben werden könnte. Jetzt zitiere ich wörtlich aus dieser kardiologischen Beratung:

»So behauptete der Kardiologe, Marcumar sei um ein Drittel besser als Aspirin. Präzise: Alle 80-Jährigen haben eine erhöhte Gefahr von Vorhofflimmern. Von 100 der Über-80-Jährigen bekommen fünf Patienten Vorhofflimmern. Marcumar senkt dieses Risiko um zwei Drittel, Aspirin nur um ein Drittel.«

Kommentar des Sohnes: Was der Kardiologe mir also sagen wollte, ist: Ohne eine Tablette beträgt das Risiko für Vorhofflimmern fünf Prozent. Mit Aspirin nur noch 3,33 Prozent. Und mit Marcumar noch weniger, nämlich 1,66 Prozent.

Der Sohn ist Dipl. Ing. Der kann rechnen. Für 1,66 Prozent Risikosenkung – das nennt der Kardiologe: »ein Drittel besser« – eine hochgefährliche Tablette.

Der Sohn im Originalton: »So kann man Statistiken auch umdeuten. Eine Unverschämtheit, finde ich.«

Was kann, was darf ich dazu sagen? Nun – ich könnte zitieren: »Durch Omega-3 wird bei Bypasspatienten das Risiko für postoperatives Vorhofflimmern um 54,4 Prozent gesenkt.« (*J Am Coll Cardiol* 2005; 45:1723).

Kennen Sie Ihren Argininspiegel?

Schnellen Puls, Atemnot und Herzschmerzen kennen viele Menschen. Immer mal wieder. Ob Jung oder Alt. Auch Sie? So wurde beim Internistenkongress in Wiesbaden über einen 29-Jährigen mit diesem Beschwerdebild berichtet. Der ging natürlich zum Arzt. Auskunft: »Sie sind gesund. Unsere Herzuntersuchung hat nichts ergeben.« Sehr hilfreich. Also probierte er Tabletten: Betablocker, Nitrate, Aspirin, Antirheumatika, Kalziumantagonisten … Ohne jeden Erfolg.

Ein kluger Spezialist kam nach langem Nachdenken und neuen Untersuchungen auf die Lösung: Der junge Mann hatte im Blut zu wenig Arginin. Eine Aminosäure, die NO produziert und damit Blutgefäße überhaupt erst weit stellt. Auch am Herzen. Genauso funktioniert Viagra anderen Ortes. Argininmangel produziert also schnellen Puls, Atemnot, Angina pectoris. Auch nachts im Bett.

Für diese Erkenntnis gab es 1998 den Medizin-Nobelpreis. Lesen wir Ärzte das nicht?

Aber bleiben wir lieber bei Ihnen, lieber Mitmensch. Kennen Sie Ihren Argininspiegel? Weshalb nicht? Kann man im

Blut messen. Vorsorglich. Und falls Sie zu wenig haben, einnehmen. Tun zum Beispiel Hochleistungssportler, die damit die Durchblutung ihres Herzens und somit die Leistungsfähigkeit dramatisch steigern. Weshalb Sie nicht?

Arginin für den Nobelpreis

Seit 2005 kann man immer häufiger in medizinischen Zeitschriften über Arginin lesen. Eine wunderbare Aminosäure. Sorgt nämlich für mehr NO (Stickoxid). NO, das »Molekül des Jahres« (1992), wirkt im Körper wie ein Hormon. Stellt die Blutgefäße weit, macht sie elastisch. Beugt Gerinnsel vor. Feit Sie vor Impotenz, Herzinfarkt, Krebs – und Demenz. 1998 bekam Prof. Louis Ignarro den Nobelpreis, weil seine Forschergruppe entdeckte, welch segensreiche Wirkung NO auf den Körper hat, wenn man es als Medikament verabreicht. Sie haben im Blut zu wenig. Immer. Das mess ich nämlich. Da wundert mich nix! NO kann der Körper sich selbst basteln. Aus L-Arginin und Sauerstoff. Sprich: Eiweiß plus Bewegung. Und plötzlich werden die Gefäße jung, geschmeidig, elastisch, das Immunsystem schlagkräftig, die Körpermitte rege – und der Kopf fit. Wie kommen Sie an Ihr Arginin? Über Nüsse, Fisch und Soja. Oder über die Apotheke. Gibt's neuerdings im Drei-Gramm-Beutel. Eine kanadische Studie zeigt: Wer täglich Arginin nimmt, erhöht den NO-Spiegel um 100 Prozent.

Arginin und die Herzneurose

Da besucht mich soeben ein früherer Radprofi. Hochleistungssportler. Jetzt viel reisender Manager. Kommt soeben aus New York, wo er zweimal im Krankenhaus landete. Beim ersten Mal Verdacht auf Schlaganfall, beim zweiten Mal Verdacht auf Herzinfarkt. Gefunden wurde jedoch nichts.

Nichts gefunden? Nun ja. Der leicht beunruhigte junge Mann (wann folgt die dritte Attacke?) hatte – gemessen hier und heute – einen typischen Argininmangel. Arginin – eine Aminosäure. Im Eiweiß enthalten. Inzwischen sind Sie ja alle Experten:

▷ Arginin ist genau der Stoff, der über die Bildung von NO die Blutgefäße weit stellt, sie buchstäblich aufsprengt (Prinzip Nitroglycerin, NO_3). Arginin gibt es ja inzwischen sogar in deutschen Apotheken. Als Pulver.

▷ Arginin wird aber in deutschen Arztpraxen (Laborauskunft) sehr selten gemessen. Für den Mangel gibt es in Deutschland den Ausdruck »Herzneurose«. Also Herzbeschwerden ohne organisch fassbaren Befund.

All diese Zusammenhänge sind bekannt seit Vergabe des Medizin-Nobelpreises 1998. Warum ich dies schreibe? Weil ich es tröstlich finde, dass auch die medizinisch so hochgelobten Krankenhausärzte in Amerika ihre eigenen Nobelpreisarbeiten offenbar nicht lesen.

Wir messen Arginin routinemäßig seit 1996. Wussten Sie, dass Menschen mit eiweißbetonter Kost viermal weniger Herzinfarkte erleiden? Jetzt wissen Sie, weshalb: Arginin.

Das steckt in der Nuss

Warum rate ich Ihnen, täglich 20 Gramm Nüsse zu knabbern? Ganz einfach: Mehrere Riesenstudien zeigen, wer regelmäßig Nüsse isst, mindert sein Herzinfarktrisiko um etwa 40 Prozent. Zum Beispiel die Adventist Health Study (30 000 Teilnehmer), die Nurses Health Study (86 000 Krankenschwestern), die Iowa Women's Health Study (35 000 Teilnehmer), die Physicians' Health Study (22 000 männliche Ärzte) zeigen alle, dass das Herzinfarktrisiko stark zunimmt mit den Nüssen, die man nicht isst. Warum? Keine Frage: Nüsse enthalten Arginin.

Transfette sind tatsächlich Killerfette

Die bringen Sie um. Schön langsam. Nach sechs Jahren ein um 38 Prozent höheres Risiko, das Zeitliche zu segnen, nach 14 Jahren um 98 Prozent. Bei 43 757 Studienteilnehmern.

Und da wird geschwätzt. In bekannter Manier. So behauptete das Margarineinstitut (das Sprachrohr der deutschen Margarineindustrie), deutsche Margarine enthielte nur ein Prozent Transfette. Tatsächlich maß man in neun bekannten Margarinemarken im Jahr 2000 im Durchschnitt fünf Prozent Transfette. Eine Marken-Backmargarine enthielt sogar 19 Prozent. Also noch einmal: Die behaupten ein Prozent, wir messen 19 Prozent. Tödlich.

Nur zwei Prozent mehr verdoppelt Ihr Herz-Kreislauf-Risiko. Nur zwei Prozent erhöht Ihr Diabetesrisiko um 36 Prozent. Sie verstehen vielleicht, warum nach New York auch Kalifornien diese Killerfette einfach verboten hat.

Erinnern Sie sich? In New York sind Transfette in öffentlichen Restaurants verboten. Einfach so: Verboten. Selbstverständlich nicht in Berlin oder München oder Frankfurt.

Und Herr Schwarzenegger hat das entsprechende Gesetz auch für ganz Kalifornien unterschrieben. Transfette sind verboten. Nur am Rande: nicht in Bayern, nicht in Hessen …

Wir Deutschen haben unsere wohlbekannte deutsche Art, Probleme zu bewältigen:

▶ Dagmar von Cramm von der DGE: »In Deutschland ist die Herstellung schon längst so umgestellt, dass kaum gefährliche Transfette mehr entstehen.«

▶ Professor Achim Weizel, Deutsche Lipidliga: »In Deutschland sind Transfette in fetthaltigen Lebensmitteln nur in einer Menge enthalten, die keine Gesundheitsgefahren birgt.«

▶ Besonders schön Julia Klöckner (CDU): »Wir werden im Ernährungsausschuss einen Bericht der Bundesregierung über die Gefahren von Transfetten in Deutschland anfordern.«

Wir wollen fair bleiben. Transfette verändern die Hirndurchblutung. Und damit das Denken. Das Hübsche ist, dass man es selbst nicht mehr merkt. Wenn Sie mich verstehen.

GEHEIMNIS GESUNDHEIT

Messen

Transfettsäuren entstehen, wenn man Öl erhitzt. Sie stecken in billiger Margarine, raffinierten Ölen, in Frittiertem und Fertigprodukten, zerstören Blutgefäße, fördern Herzerkrankungen und locken schlechte Eicosanoide. Das sind Gewebshormone, die Entzündungsherde schüren und den Insulinspiegel ansteigen lassen. Dazu gehört zum Beispiel auch Prostaglandin J2, das Bindegewebszellen zu Fettspeicherzellen mutieren lässt. Transfettsäuren kann man auch im Körper messen. Wir messen. Wir messen die Transfette. In Ihrem Blut. Täglich und routinemäßig. Wahrscheinlich sind wir auch in diesem Punkt wieder mal die erste Arztpraxis in Deutschland, die das tut.

Warum ich?

Fragte mich gestern ein fit wirkender, hochintelligenter Kopfarbeiter und Geschäftsmann: »Warum ich?« Nach Herzinfarkt und Bypassoperation, nach Gefäßoperation am rechten Bein wegen Gefäßverschluss. Nach Gefäßoperation am linken Bein wegen Gefäßverschluss. Und jetzt erneut grauslichen Beinschmerzen nach nur 100 Metern Gehstrecke. Also Claudicatio intermittens. Schaufensterkrankheit. Zu enge Blutgefäße.

Warum ich? Die Frage ist berechtigt. Und die Antwort seiner vielen, vielen Ärzte und Operateure und Unikliniken war, wie so oft, ein Schulterzucken. Wissen wir nicht. Wir können nichts wesentlich Falsches im Ihrem Blut messen. Und an Ihrer Lebensweise erkennen. Schulterzucken.

Natürlich kein Zufall, dass am gleichen Tag eine neue Studie aus Atlanta, USA, veröffentlicht wurde: Menschen mit einem niedrigen Vitamin-D-Gehalt im Blut haben ein 64 Prozent höheres Risiko, einen Gefäßverschluss der Beine zu erleiden.

Also noch einmal: Der Mensch leidet. Ist verzweifelt. Ahnt, was noch auf ihn zukommt. Die Universitätsmedizin zuckt mit der Schulter. Die medizinische Wissenschaft dagegen hat gesucht und gefunden. Vitamin D. Aber über ein Vitamin wird in Deutschland ja gelächelt.

Irgendwann werden Sie alle, liebe Mitmenschen, erfahren müssen, am eigenen Körper, dass Vitamine Ihr Leben steuern. Dass die Vitaminversorgung, also die essenziellen Stoffe, über gut und böse entscheiden.

Ich jedenfalls warte nicht auf irgendwann. Ich nehme Vitamine heute. Massiv.

Weil's mir am Herzen liegt ...

... noch einmal ein Nachschlag zu Vitamin E. Sie wissen schon: Zwölf Milligramm sind genug. Laut DGE. Da lacht die Harvard-Universität. Acht Jahre lang haben die an 40 000 Ärzten und 87 000 Krankenschwestern geforscht und gezeigt: Das Risiko von Herz-Kreislauf-Erkrankungen konnte um 41 Prozent gesenkt werden, wenn 100 bis 200 Milligramm Vitamin E täglich eingenommen wurden. Bei über 200 Milligramm Vitamin E sank sogar die Sterbehäufigkeit (insgesamt!) um 34 Prozent.

Zwölf Milligramm Vitamin E? Da schüttelt die Weltgesundheitsorganisation, die WHO, entsetzt den Kopf. In der sogenannten MONICA-Studie, durchgeführt in 16 europäischen Ländern, hat sie bewiesen: In 87 Prozent der Fälle findet sich ein eindeutiger Zusammenhang zwischen Herzinfarktrisiko und zu niedrigem Vitamin-E- und Vitamin-C-Wert im Blut.

Dort findet sich auch die hübsche Anmerkung: dass 40 bis 100 Prozent der Bevölkerung noch nicht einmal die

Minimalzufuhr zwölf Milligramm (sowieso unwirksam) pro Tag erreichen.

Ich frage jeden Infarktpatienten, ich frage jeden meiner Krebspatienten danach, ob sie Vitamin E/Vitamin C eingenommen haben. Bisher hat noch nicht ein einziger gesagt: Ja. Nicht ein einziger!

Wozu forscht eigentlich die WHO? Wozu forscht die Harvard University? Eine Pharmapille, die die Sterbehäufigkeit um 34 Prozent senkt, wäre eine Titelstory (Sensation! Nie mehr sterben) von *Newsweek* bis *Spiegel*. Aber so ein lumpiges Vitamin ...

Sie vergessen: Die DGE ist unsterblich. Sie nicht.

GEHEIMNIS GESUNDHEIT

Mein Herzschutz-Cocktail

Schützen Sie Ihr Herz mit täglich ein bis drei Gramm Vitamin C und 400 Milligramm natürlichem Vitamin E – und alle vier Stunden eine Portion Eiweiß.

Wer keine Zeit hat zu kochen, mixt sich mit einem guten Eiweißkonzentrat (plus Carnitin) einen Drink und würzt ihn mit dem Vitamin C der Zitrone. Dazu gibt es freilich – ganz nach den neuesten Erkenntnissen: 3 Gramm Omega-3, 600 Milligramm Magnesium und 1000 I.E. Vitamin D.

Was wirkt auch ohne Nebenwirkungen?

Zunehmend gibt es Ärzte, die Ihr Verständnis von Medizin langsam, sanft, aber beharrlich zu ändern versuchen. Die Ihnen zeigen, ja beweisen möchten, dass es immer zwei Wege zur Gesundheit gibt: den Weg der Apparate und der Pharmakonzerne – und den auf Dauer sehr viel effektiveren Weg der Natur.

Solch ein Arzt sitzt in München und heißt Professor Adam. Dem es in einem seiner Büchlein in wenigen wunderschönen Sätzen gelingt, beispielhaft das neue Prinzip, die neue Medizin zu erläutern:

> »Die Gefäßverkalkung ist in den Industrienationen noch immer die häufigste Ursache der Todesfälle im mittleren Lebensalter. Allerdings konnten die Folgen der Gefäßzerstörung, der Herzinfarkt, der Schlaganfall und die Durchblutungsstörungen in den letzten Jahren erheblich gesenkt werden, da ein altes Medikament eingesetzt wurde: das Aspirin. Damit sind wir genau beim Thema, denn Omega-3 wirken wie das Aspirin, nur sanfter und umfassender. Aspirin verhindert die Bildung von einigen Entzündungsstoffen, die den Weg zur Arteriosklerose bahnen, während Omega-3 alle diese Entzündungsstoffe hemmen.«

Natürlich wird Ihnen, dem Patienten, Aspirin in den Mund gedrückt. Dagegen ist nichts einzuwenden ... außer die Nebenwirkungen bis hin zum Tod.* Nur ... es geht eben auch anders. Besser. Wirkungsvoller. Ohne jegliche Nebenwirkungen. Wie Prof. Adam erläutert.

* Laut »Annual Report« der American Association of Poison Control Centers Toxic Exposures Surveillance System.

GEHEIMNIS GESUNDHEIT

Wer heilt, hat Recht

Jeder zweite Deutsche bedient sich mittlerweile der Methoden der alternativen Medizin. Nachfrage steigend. Warum? Weil man dort mit dem Herzen sieht. Weil das Maß an Zuwendung und Kommunikation höher ist – und weil, wer heilt, einfach Recht hat.

klug zu wissen

warum die gehirnwäsche der pharmaindustrie den alzheimer freut.

warum kettenrauchende affen beim marathon starten sollten.

wie man per laufschuhe datenautobahnen im gehirn installiert.

warum speck auf den rippen dumm macht.

und wie man klugheit essen kann ...

Es ist Ihr Leben

Soeben veröffentlicht das Statistische Bundesamt die neuesten jährlichen Todeszahlen:

Herzinfarkt 79 139		Schlaganfall 49 908

Todesfälle durch Herz-Kreislauf-Erkrankung. Die ja auch den Kopf betreffen. Höchst unschön. Mit Schlaganfall. Erkrankungen am Herz-Kreislauf-System sind mit weitem Abstand die häufigste Todesursache in Deutschland. Betrifft jeden Zweiten. Heißt konkret: 40 Millionen Deutsche.

Freilich hören wir von Kongressen in Berlin manchmal auch Fakten aus der großen weiten Welt. Aufregende Fakten. Eine Studie an 84 000 Frauen nämlich hätte einen dramatischen Rückgang der Herz-Kreislauf-Erkrankungen um 82 Prozent ergeben, wenn vier der folgenden fünf Kriterien eingehalten wurden:

▸ Regelmäßige Bewegung
▸ Normalgewicht
▸ Omega-3-Fettsäuren
▸ Mäßig Alkohol
▸ Nicht rauchen

Also völlig geläufige, normale Verhaltensweisen. Haben Sie einmal darüber nachgedacht, was 82 Prozent heißt? Heißt nämlich praktisch, dass das Thema erledigt ist. Dass Todesfälle durch Herzinfarkt oder Schlaganfall praktisch nicht mehr stattfinden.

Mir als Arzt viel wichtiger sind Sie im Rollstuhl. Falls Sie den Schlaganfall überlebt haben. Ich spreche mit Ihnen. Fast täglich. Sie sprechen plötzlich so … anders.

Bitte lesen Sie noch einmal die fünf Regeln durch. Ist das wirklich so exotisch?

Gehirnwäsche und Psychopharmaka

Blockbuster, echte Verkaufsschlager, nennt der Psychopharmakologe Prof. Dr. Bruno Müller-Oerlinghausen Neuroleptika, also Psychotherapeutika. Und er kritisiert, dass davon »viel zu viele« verschrieben würden. Und: Verschrieben würden sie nicht nur Schizophrenen, für die diese Mittel ursprünglich zugelassen waren, sondern auch »alten Menschen, wenn ihr Verhalten zu Problemen in der Pflege führt«. Und außerdem »verhaltensauffälligen Kindern und Jugendlichen, Menschen mit einer Angst-, Zwangs- oder Persönlichkeitsstörung«.

Tja. Wem nicht?

So richtig interessant wird die Warnung von Herrn Prof. Dr. Müller-Oerlinghausen, wenn man im Arzneiverordnungsreport nachliest, dass in Deutschland genau diese Psychopharmaka **Platz 1 und Platz 3** auf der Liste der

umsatzstärksten Medikamente einnehmen. Dass mit diesen Psychopharmaka in Deutschland also das meiste Geld gemacht wird. Noch einmal: Auf Platz 1 und Platz 3 der Umsatzliste aller Medikamente!

Offenbar können wir uns vor unseren Mitmenschen nicht mehr anders schützen. Müssen sie ruhigstellen. Sobald der Mensch sich von der Natur entfernt, wird es eben chemisch. Unausweichlich.

PS: Falls Sie fragen, weshalb Sie dermaßen mit gerade diesen Tabletten zugeschüttet werden, antwortet der Professor: »Dahinter steckt eine gigantische Marketing-Maschinerie der Pharmaindustrie, die eine wahre Gehirnwäsche bei der Ärzteschaft bewirkt hat.«

Tja. Ich laufe lieber!

GEHEIMNIS GESUNDHEIT

Blockbuster der Wünsche

Am liebsten sind dem Hersteller die Gehirnpillen, die er für viele Menschen machen kann. Die Pillen, die angeblich etwas verbessern, was sich jeder wünscht: die Stimmung, das Gedächtnis, die Libido, den Appetit, den Schlaf …
All das verbessert eine Medizin, die nix kostet: Bewegung.

Geheimnis Gehirn

Was uns von unseren Vorfahren, den Affen, unterscheidet? Unser Gehirn. Genauer gesagt: die Größe des Gehirnes. Unseres ist einfach doppelt so groß. Wieso?

Das Geheimnis ist etwa 1,8 Millionen Jahre alt. Damals kamen unsere äffischen Urgroßeltern auf die geniale Idee, ihr Gehirn rapide wachsen zu lassen. Wie das ging? Mit Protein. Mit Eiweiß. Unsere Vorfahren haben sich damals eine nagelneue Eiweißquelle erschlossen. Die haben wilde Tiere gejagt, erschlagen und gegessen. Das Problem: Vor 1,8 Millionen Jahren gab es weder Pfeil noch Bogen. Geschweige denn Speere oder Jagdgewehre. Wie erwischt man dann so eine Antilope oder eine Gazelle?

Man läuft. Unsere Vorfahren haben das Laufen entdeckt. Und haben entdeckt, dass der Mensch jedem anderen Lebewesen (denken Sie mal, jedem anderen Lebewesen!) an Laufausdauer überlegen ist. Auch der Antilope. Auch der Gazelle. Auch dem Pferd. Die natürlich schneller sind. Aber eben nur kurze Zeit. All diese Tiere laufen heiß. Nach so 15 Minuten können sie nicht mehr. Wenn sie weiterlaufen, sterben sie am Hitzschlag. Und genau das hat der Mensch ausgenutzt: Er hat eine neue Kühlung erfunden. Er hat seinen Haarpelz abgeworfen und konnte dank der nackten Haut und den Schweißdrüsen die Körpertemperatur genügend herabregulieren, wenn er – in durchaus vierstündigem Lauf! – die Antilope hetzte, bis diese zusammenbrach. Und dann hat der Mensch das Tier gegessen. Eiweiß. Protein. Und sein Gehirn wuchs.

Solche Storys erzählt uns Professor Lieberman. Und zeigt sogar Filme von rennenden Buschmännern in der gelben Graslandschaft, wie sie Gazellen zu Tode hetzen.

Der Mensch wurde Mensch, als er das Laufen entdeckte. Haben Sie das gewusst?

GEHEIMNIS GESUNDHEIT

Gehirnmedizin Bewegung

Dass Bewegung für Herz, Muskeln, Knochen, Gelenke und Immunsystem eine heilende Wunderpille ist, wissen wir mittlerweile. Was neu ist: Auch das Gehirn profitiert von jedem Schritt, den wir tun.

Und nichts, aber auch wirklich nichts ist besser für den Kopf als Ausdauerbewegung, weder Kreuzworträtseln noch Mind-Mapping noch Vergessenspillen. Die angekurbelte Durchblutung und damit erhöhte Sauerstoffzufuhr – schon ein Spaziergang pumpt 30 Prozent mehr Blut in Ihr verstaubtes Oberstübchen – trainiert das Gehirn. Wie Herz und Muskeln ist also auch das Gehirn bis ins hohe Alter form- und trainierbar.

Der IQ hängt an den Beinen!

Lob tut gut. Uns allen. Na, dann lehnen Sie sich doch bitte mal zurück, lassen Sie sich von einem gestrengen Medizinprofessor loben und … strahlen Sie mit. Dieser Medizinprofessor M. Nilsson sitzt an der Universität Göteborg und kam auf die glänzende Idee, bereits vorhandene Daten glücklich auszuwerten.

Die Daten von 1,2 Millionen jungen Soldaten. Deren Fitness und deren Intelligenzquotient gemessen wurden. Fitness, meint Professor Nilsson ausdrücklich, bedeutet nicht etwa Kraft, sondern gute Herz- und Lungenkapazitäten, also der VO_2max. Die IQ-Messung ist Standard.

Erfreulicherweise fand Professor Nilsson heraus, dass »in einem gesunden Körper eben doch ein gesunder Geist« wohnt. Er hat gemessen und bestätigt, dass

körperliche Fitness mit einem erhöhten Intelligenzquotienten einhergeht.

Das ist ein großes Kompliment an alle Läufer. Das geht uns doch runter wie Glühwein. Es lohnt sich eben doch, das tägliche Laufen. Auch bei Matsch- und Nieselwetter. Freilich: Wo ist die Grenze? Wenn der IQ jetzt über 200 ansteigt? Kriegt man dann Kopfweh? Rätsel über Rätsel … Natürlich nicht ernst gemeint. Luis Trenker hat auch diese Frage längst beantwortet: Mit 95 war er hochfit, fröhlich und eben nicht … dement. Genau darum geht es.

Laufend zu neuen Datenautobahnen

Bisher war man der Meinung, dass Gehirnzellen sich nicht teilen, nicht vermehren, nur absterben können. Heute ist klar: Das gilt für den sitzenden Menschen. Beim laufenden Menschen bilden sich sogar neue Gehirnzellen, und die Verdrahtung, Verästelung wird dichter. Auch die Blutversorgung des Gehirns verbessert sich, da die Anzahl der Blutgefäße ins Gehirn zunimmt. Dadurch fließen in jeder Minute mehr Sauerstoff und Nährstoffe zu den Gehirnzellen. Die Fettablagerungen in den Gehirnzellen verschwinden. Das Gehirn regeneriert und wird wach. Und dafür ist es nie zu spät. Der Sportmediziner und Wissenschaftler Prof. Hollmann aus Köln ließ untrainierte 65- bis 80-Jährigen zweimal wöchentlich eine Stunde flott spazieren gehen. Nach einem Jahr kam die große Überraschung: Die betagten Sportler hatten innerhalb von einem Jahr Ihre geistige Leistungsfähigkeit verbessert. Die Vergesslichkeit nahm ab, die Merkfähigkeit zu. Gleichzeitig verringerte sich im Vergleich zu der Zeit vor dem Training die Größe des aktivierten Gehirnbezirkes. Das bewegte Hirn arbeitete wieder effektiver.

Bewegung steigert die Neubildung von Nervenzellen und deren Kommunikation untereinander. Doch Vorsicht. Viel hilft nicht viel. Laufen, ohne zu schnaufen, ist die Devise. Laufen im Wohlfühlbereich. Täglich 30 Minuten. Denn Regelmäßigkeit zählt! Ihnen macht Laufen keinen Spaß? Dann eben Schwimmen, Nordic Walking oder Tanzen. Mit fast allen sportlichen Unternehmungen halten Sie Körper und Geist jung.

Gehirnzellen aus
dem Laufrad

»Mein Gedächtnis« ist ein tägliches Thema in der Arztpraxis. Speziell der Verlust desselben. Höre ich mir mit großen, staunenden Augen ja bereits schon von 40-Jährigen an: »**Herr Doktor, ich kann mir nichts mehr merken.**«

Was tun? Ganz einfach. Schlagen Sie die *PNAS* auf. Die *Proceedings of the National Academy of Sciences.* Vom 20. Januar 2010. Dort finden Sie die hübsche Geschichte von den Ratten. Ratten mit Laufrad und Ratten ohne. Die mit dem Laufrad schnitten im Gedächtnistest (gibt's auch für Ratten) doppelt so gut ab wie die Ratten ohne. Also die Sesselhocker.

Der Grund? Wissenschaftler wissen: Die Ratten mit Laufrad hatten schon nach wenigen Tagen Joggens 6000 neue Gehirnzellen pro Kubikmillimeter mehr als die sitzenden Ratten. Also die normalen, die vernünftigen. Diese 6000 neu gewachsenen Gehirnzellen pro Kubikmillimeter fanden sich übrigens genau im Hippocampus. Also dem Gehirnzentrum, in dem das Kurzzeitgedächtnis umgeschaltet wird auf das Langzeitgedächtnis.

Sehen Sie, es sind solche Geschichtlein, mit denen ich Sie im ärztlichen Sprechzimmer packe. Erwische. Überzeuge. Der simple Ratschlag »joggen Sie« oder noch arzttypischer »Sie müssen sich mehr bewegen« hat noch nie geholfen.

GEHEIMNIS GESUNDHEIT

Nicht darüber nachdenken

Wer nachdenkt, hat schon verloren. Sie brauchen beim Laufen einen Automatismus. Einen Laufreflex. Praktisch geht das so: Sie kaufen sich ein Paar Laufschuhe, stellen sie sich abends neben das Bett, rumpeln früh hoch, fallen in die Schuhe, erschrecken fürchterlich und laufen los. Wichtig: Sie dürfen sich nicht erst die Zähne putzen oder gar duschen. Denn das kostet zwölf Minuten, und in dieser Zeit fallen Ihnen garantiert ein Dutzend Ausreden ein, warum Sie gerade heute zufällig ausnahmsweise keine Zeit zum Laufen haben. Also: Stellen Sie das Denken ab (ausnahmsweise!). Laufen Sie los. Vier Wochen lang. Manchmal ist das bitter. Wenn es regnet. Wenn der Partner im Bett bleibt. Doch nach vier Wochen ist es nicht mehr bitter. Es wird süß. Denn dann wollen Sie nämlich laufen. Jeden Tag. Weil Sie merken: Laufen gehört wie das Atmen zu Ihrem Leben.

Viel Speck, wenig Hirn

Diese Überschrift aus dem *Spiegel* ist leider, leider viel zu schön, als dass ich sie überlesen könnte. Ich hätte freilich sanfter formuliert: »Wer den Schaden hat, braucht für den Spott nicht zu sorgen.«

Natürlich habe ich schon vor längerer Zeit gelesen, **dass das Gehirn übergewichtiger Menschen auffällig verkleinert ist.** Bewiesen wurde das in mehreren Studien an ganz jungen Menschen genauso wie an alten. Stimmt immer. Je mehr der Mensch auf die Waage bringt, desto weniger wiegt sein Gehirn. Das wäre für sich genommen nicht besonders bemerkenswert. Es geht hier schließlich nur um vier bis acht Prozent weniger. Das Dumme ist nur, dass eben ganz bestimmte Gehirnregionen betroffen sind: Besonders der Frontallappen, der für das Planen zuständig ist. Dann aber eben auch der Hippocampus, mein besonderer Liebling. Weil im Hippocampus die Umschaltung vom Kurzzeitgedächtnis zum Langzeitgedächtnis stattfindet. Ein neues Wort, einen Satz, einen Namen können Sie sich leicht drei Sekunden lang merken. Aber wissen Sie's nach zwei Stunden immer noch? Dafür ist der Hippocampus zuständig. Deshalb ist Psychologen schon sehr viel früher aufgefallen, dass übergewichtige Menschen sich mit Gedächtnisaufgaben schwerer tun. Aber auch das wäre noch mit einem »na und?« hinnehmbar. Wir müssen nicht alle hundertprozentig sein.

Jetzt kommt's: Dummerweise vermindert Übergewicht nicht nur das geistige Leistungsvermögen (na und?), son-

dern macht auch anfällig für Erkrankungen des Gehirns. Das Risiko für Alzheimer & Co. wird viel größer.

War das Problem Übergewicht bisher, seit 50 Jahren, beratungs- und behandlungsresistent, so hat sich das doch in den letzten zwölf Monaten dramatisch geändert. Wie mir Ihre Erfolgsbriefe beweisen. Wer Kohlenhydrate meidet, nimmt ab – und tut auch gleich noch jede Menge für sein Gehirn.

GEHEIMNIS GESUNDHEIT

Klug ist, wer Zucker minimiert ...

▶ **Übergewicht macht dumm.** Steigt nach dem Essen der Insulinspiegel im Blut, tut er das auch im Gehirn. Das hilft uns beim Denken. Vor allem beim Merken. Außer beim Übergewichtigen. Insulin steigt zwar im Blut an, kommt aber nicht im Gehirn an. Prof. Kern, Universitätsklinik Lübeck: »Je dicker ein Mensch ist, desto geringer ist der Insulinanteil in der Hirnflüssigkeit – und desto schlechter ist offensichtlich sein Denkvermögen.«
Und? Kann man was tun! Kohlenhydrate minimieren, Muskelaktivität maximieren. Und schon stimmt das auch wieder mit dem Insulin – auch im Kopf.
▶ **Übergewicht macht vergesslich.** Das Risiko, bei leicht erhöhtem Gewicht irgendwann eine Demenz zu entwickeln, steigt um 35 Prozent, bei stark erhöhtem Gewicht um 70 Prozent. Das ist doch wirklich ein Grund, sofort in die Laufschuhe zu schlüpfen – oder?

Wie klug ist Müsli zum Frühstück?

Müsli zum Frühstück ist unabdingbar für die geistige Leistung Ihrer Kinder. In der Schule. Für Ihre Leistung im Büro. Und für den Bauarbeiter, für schwere körperliche Arbeit. Das geht ja noch weiter: Frühstücke wie ein König, heißt es. Bedeutet: Hau rein! Kohlenhydrate sind also am Morgen unerlässlich. So hat man Sie erzogen. Und so sieht Deutschland aus. Das fetteste Land Europas.

Prof. Andrews von der Universität Melbourne hat da eine ganz andere Sicht. Ist halt ein Wissenschaftler. Der hat nämlich bewiesen, dass »Zucker und andere Kohlenhydrate die Zellen zur Appetitkontrolle im Gehirn schneller sterben lassen. Die Folgen sind mehr Hunger und Übergewicht.« Er erklärt uns recht anschaulich, dass bei leerem Magen das Hormon Ghrelin dem Gehirn »Hunger« signalisiert. Wenn dann genügend in den Magen gefüllt wurde, kommen Nervenzellen, Gehirnzellen mit dem Namen POMC ins Spiel. Sie signalisieren dann dem Körper das Sättigungsgefühl. Und genau diese Stoppzellen im Gehirn werden – auf dem Umweg über freie Radikale – von Zucker und Kohlenhydraten zerstört. So Prof. Andrews. Ein Wissenschaftler.

Wir in Deutschland haben dagegen Ernährungsexperten. Dipl. oec. trophs. Die uns seit über 50 Jahren mit so lustigen, wenn auch leider folgenschweren Märchen vom gehaltvollen, kohlenhydratreichen Frühstück unterhalten. Liebe Freunde: Aufwachen!

GEHEIMNIS GESUNDHEIT

Ein kluges Frühstück ...

... besteht aus Eiweiß gewürzt mit Obst. Quark mit Beeren oder ein Eiweißshake aus dem Mixer. Das hält lange satt – und die Gehirnzellen auf Trab. Wenn Sie mögen, können Sie natürlich auch Seefisch essen. Hering, Makrele, Lachs. Die liefern die Omega-3-Fettsäuren für ein fittes Gehirn gleich mit.

Weniger Kalorien, viel Grips

Haben Sie verstanden, dass ich Ihr Leben noch einmal auf den Kopf stellen möchte? Dass ich Sie verführen möchte, nicht nur einfach länger zu leben – das tun Sie als bewegte Menschen ja sowieso schon längst –, sondern viel, viel mehr Lebensenergie zu haben. Heute. Morgen früh. Am Wochenende.

Indem Sie anders essen. Indem Sie kalorienreduziert essen. So der wissenschaftliche Ausdruck. Kauderwelsch. Kann man doch ganz anders sagen: Essen Sie so, dass Sie sich leicht fühlen. Auch nach dem Essen. Dass Sie beschwingt vom Tisch aufstehen. Dass diese übliche Erdenschwere, das Verdauen, die Energieverschwendung bei der Verarbeitung des Essens in Ihrem Bauch (Energieverschwendung!) wegfällt.

Früher habe ich das »Essen Sie Leben« genannt. Habe Ihnen erklärt, dass mit genetisch nicht korrekter Kost

Ihr Darm immunologisch aktiv wird. Die Kost abstößt. Kämpft. Hormone wie Interleukin-4 freisetzt. Sie müde macht. Kennen Sie doch nach jedem Mittagessen.

Jetzt verwende ich den Fachbegriff »genetisch korrekte Kost«. Und dazu lesen wir – kein Zufall – heute in der *Bildzeitung* die Nachricht:

»Kalorienarme Kost kann bei älteren Menschen die Gedächtnisleistung verbessern. Das haben Forscher der Uni Münster jetzt herausgefunden.«

Beim Menschen. Längst bekannt bei der Ratte. Auch Ratten haben (kann man messen) ganz ähnliche Gedächtnisprobleme im Alter ... so wie Sie. Nichts Neues. Und dann kamen die Forscher vom Pharmakologischen Institut in Mailand. Und haben bewiesen,

»dass es bei lebenslanger Reduktion der Energiezufuhr keinen Abfall des Erinnerungsvermögens mehr gab. Kalorische Restriktion bewirkte, dass alle Gedächtnisfunktionen auch im Alter auf jugendlichem Niveau arbeiteten.«

Ein Effekt, den man in wohl allen pharmakologischen Laboratorien der Welt seit langem verzweifelt mit Medikamenten zu erzielen versucht.

Wir haben's doch längst gefunden! Die Natur, nicht ein pharmakologisches Institut, hat die Lösung längst parat.

Sie verstehen, was ich hier versuche: Ich versuche, Sie zu motivieren, Sie zu begeistern. Wenn Sie Kopfarbeiter sind, wenn Sie auf Ihr Gedächtnis angewiesen sind, könnte das soeben der Schlüsselgedanke gewesen sein.

Omega-3 statt Psychopharmaka

Psychosen und Schizophrenie kommen auch in jungen Jahren vor. Ein weltweit führender Spezialist bei deren Behandlung ist Professor Pat McGorry an der Universität Melbourne. Übrigens gewählt zum »Australier des Jahres«.

In seiner Abteilung arbeitet Professor Amminger, der lautes Gelächter von seinen Kollegen erntete, als er eine Studie vorschlug, die einen möglichen Zusammenhang zwischen Omega-3 und Schizophrenie aufzeigen sollte.

Er hat's trotzdem untersucht. Nämlich bei 40 Hochrisiko-Jugendlichen, denen er drei Monate lang täglich vier Fischölkapseln verabreicht hat. In der Zeit entwickelten zwei von ihnen Psychosen oder Schizophrenie.

40 andere Risiko-Jugendliche schluckten nur Placebo. Hier wurden elf krank.

Also zwei gegen elf aus jeweils 40. Überzeugend. Wichtig deshalb, weil diese Jugendlichen sonst mit typischen Psychopharmaka behandelt worden wären. Vorsorglich, also »at the early stage of developing a disorder«.

Der Schutzeffekt von Fischöl hat übrigens länger als zwölf Monate angehalten (Nachuntersuchung).

Zur Erinnerung: Omega-3 ist eine essenzielle Substanz. Wenn sie fehlt, ist der Mensch tot. Und wenn er nur die Hälfte der notwendigen Menge hat, dann ist er … Hoffentlich erkennen Sie sich selbst nicht wieder.

Zur Erinnerung II: Man kann Omega-3 im Körper messen. Neu.

Omega-3, der Fisch und das Gehirn

Diese Öle lagern in den Wänden der Gehirnzellen, halten sie elastisch und jung. Sie schmieren quasi die Zahnräder im Gehirn. Botenstoffe passieren die Zellen schneller, das Gehirn arbeitet effektiver.

Ein Mangel führt zu Arterienverkalkung und Schlaganfall. Gute Lieferanten: Fetter Seefisch wie Makrele, Hering, Lachs. Das pflanzliche Omega-3 aus Leinöl, Leinsamen, Nüssen, Rapsöl ist für das Gehirn leider nur zu einem Bruchteil so gut verwertbar wie das vom Fisch.

Erinnern Sie sich noch ...

… wie gut Ihr Gedächtnis damals mit 15, mit 20 Jahren war? Sie erinnern sich nicht mehr? Tja. Nun ja. Sie müssen sich dessen nicht schämen. Die Gedächtnisleistung lässt tatsächlich etwa ab dem 20. Lebensjahr – also früher als die körperliche Leistung – nach.

Und was gibt es nicht alles für Ratschläge, sich diese Gedächtnisleistung, die kognitive Leistungsfähigkeit, im zunehmenden Alter zu erhalten. Vom Joggen über Omega-3 bis hin zu Gingko haben Sie sicher schon gehört und wohl auch ausprobiert. Klappt oder klappt eben auch nicht.

Jetzt kommt's: Mit absoluter Sicherheit erhalten Sie sich Ihr gutes Gedächtnis bis ins höchste Alter mit einer unerwartet einfachen Methode. Indem Sie nämlich etwas nicht tun. Sich nicht schon wieder zusätzlich anstrengen (Laufen, Gehirntraining, etwas einnehmen), sondern im Gegenteil: einfach etwas weglassen.

War bekannt ja schon von der Ratte. Wenn man denen ein paar weniger Kalorien täglich gefüttert hat, blieb ihr Gedächtnis von der Jugend bis ins höchste Alter unverändert gut. Kann man messen und beweisen. Und dieser Nachweis gelang jetzt soeben erstmals beim Menschen. Veröffentlicht in den *Proceedings of the National Academy of Sciences*. Da wurden ganz einfach älteren Menschen drei Monate lang die Kalorien um ein Drittel reduziert. Und damit stieg die Lernleistung um 20 Prozent gegenüber der Vergleichsgruppe.

Wie man das praktisch macht, wissen Sie alle, liebe Leser, ganz präzise: Es gibt einen Füllstoff, der etwa 50 Prozent unserer täglichen Kalorien ausmacht und der völlig überflüssig ist. Sie wissen, was ich meine: leere Kohlenhydrate. Lassen Sie die einfach weg. Ersetzen Sie die durch lebendige Kost wie Salatplatten und Gemüse (roh), durch essenzielle Stoffe wie Eiweiß. Ganz automatisch nehmen Sie dann eine große Nahrungsmenge mit viel weniger Kalorien zu sich. Und …

… Ihr Gehirn wacht wieder auf.

Ich hab's persönlich ausprobiert. Ganz einfach: Stimmt. Frau Professor A. Flöel von der Universität Münster (daher stammt die Studie) hat völlig recht.

GEHEIMNIS GESUNDHEIT

Kluge Kinder

Klinikdirektor Prof. Dr. Ringelstein meint, dass die oben genannte Studie auch vor dem Hintergrund des Übergewichtes vieler Kinder von großer Bedeutung sei: Zeige sie doch, dass das Absenken des Insulinspiegels mit einer Verbesserung der Gehirnfunktion einhergeht – und der Anstieg des Insulins zum Gegenteil führt (er drückt sich sehr höflich aus). Prof. Ringelstein weiter: »Die übergewichtigen Kinder werden als Erwachsene nicht nur sehr viel kränker sein als die Vorgängergeneration, auch ihre kognitive Leistungsfähigkeit wird durch das Übergewicht und den gesteigerten Insulinspiegel zunehmend leiden.« Nun ja. Wissen Sie, was die übergewichtige Jugend dazu sagt? Die sagt: »Hä???!«

Das Rind und das Gedächtnis

Sie sind so jung oder so alt wie Ihre Blutgefäße. Die Blutgefäße sorgen für die Sauerstoffversorgung Ihres Körpers. Werden sie enger, geht es dahin. 1,5 Prozent pro Jahr geht es den Bach hinunter. Und warum werden die Blutgefäße enger?

Fett. Ein schmutziges Wort. Ein Vier-Buchstaben-Wort. Fett lagert sich ab. Fett ist gefährlich.

Stimmt so gar nicht. Da gibt es böses und gutes. Das böse, das LDL-Cholesterin, lagert sich ab. Stimmt immer noch nicht.

Erst wenn es oxidiert wird, lagert es sich ab. Wenn es von freien Radikalen getroffen wird, lagert es sich ab. Von freien Radikalen, die wir uns durchs Rauchen täglich freiwillig ins Haus holen. Durch Strahlung erzeugen. Durch Industriemüllessen, durch zu schnelles Laufen, durch hecheln, durch keuchen, schwitzen.

Erst dann wird das Fett gefährlich und lagert sich ab.

Wollte man mal Ratten mit Hühnereigelb totfüttern. Mit reinem Cholesterin. Hat Hühnereier gekocht, den Ratten gefüttert. Und dachte: Ruckzuck sind die mausetot. Die haben munter weitergelebt. Hat man die gleichen Eier aufgemacht, Rührei draus gemacht, in Hitze Sauerstoff eingebacken, freie Radikale erzeugt und den Ratten gefüttert – ruckzuck waren die Ratten tot. Oxidiertes LDL-

Cholesterin ist gefährlich und lagert sich in den Blutgefäßen ab. Zum Beispiel im Gehirn.

Und deswegen besteht das Gehirn des Managers zu 60 Prozent aus Rindsleder. Er hat ein time-management-book. Er muss sich alles notieren.

Rühreier …!

Der Weg zum Erfolg führt über Achtsamkeit

Die bestbezahlte Tennisspielerin der Welt war Anna Kurnikova. Mit 14 wurde sie Profi, mit 22 hörte sie auf. Werbeverträge rund 100 Millionen Dollar. Gehörte zu den Top Ten der Weltbesten. Aber: Sie hat niemals in ihrer gesamten Karriere auch nur ein einziges Turnier gewonnen. Nicht ein einziges.

Interessiert mich. Interessant deshalb, weil sie genau weiß, weshalb. Weshalb sie nie ein Turnier gewonnen hat. Als einst bestbezahlte Tennisspielerin der Welt. Sie sagt wörtlich:

»Ich kann mich nur kurz konzentrieren. Das ist meine große Schwäche. Ich habe ein Match oft gut angefangen, dann war ich mit meinen Gedanken plötzlich woanders – und bevor ich wusste, was los ist, lag ich deutlich zurück. Das geht mir bei anderen Dingen genauso …«

Wunderbar formuliert. In wenigen Worten wird das Geheimnis des Erfolges klar. Immer und überall. Ob im Sport, im Beruf oder in Ihrer Familie. Das moderne Wort für das, was Anna Kurnikova fehlte, heißt »Achtsamkeit«. In meiner Sprache: die Fähigkeit, sich auf einen Punkt konzentrieren zu können, wenn nötig stundenlang, ohne auch nur eine Sekunde abzuschweifen. Zum Beispiel während eines Vortrages. Zum Beispiel bei einem Gespräch mit Patienten oder Kunden oder Lieferanten. Oder Ihrem Lebenspartner. Das große Geheimnis von Bill Clinton, der immer und jederzeit jedem den Eindruck vermittelte, dass er sich voll auf ihn konzentrierte. In diesem Moment nur für ihn da sei.

Anna Kurnikova hatte keinen Mentaltrainer. Die hat diese Technik (das ist eine Technik!) nie gelernt. Jetzt wissen Sie, weshalb Boris Becker schon mit 17 nach dem Wimbledonsieg sagte: »80 Prozent ist mental.« Jetzt verstehen Sie, was er gemeint hat. Achtsamkeit. Da-sein. Dieses Geheimnis, diese Technik zu vermitteln, ist ein Forever-young-Anliegen. Zu vermitteln nämlich, dass Sie dieses Ziel nie erreichen werden, wenn Sie nicht erst durch das Nadelöhr Laufen und korrekte Kost gegangen sind. Erst dann werden Sie »die Fähigkeit der entspannten Konzentration« erleben können. Dauerhaft. Nachzulesen in meinem kleinen »Praxisbuch Mentalprogramm«.

Ach ja: Bewegung – Ernährung – Denken: Auch diese Reihenfolge ist bedeutsam.

Leben Sie Zen, seien Sie achtsam

Der Mönch Thich Nhat Hanh lehrt weltweit Mitgefühl und Achtsamkeit: »Man muss innehalten und sich bewusst werden, dass man inmitten des Paradieses Gottes, im Buddha-Land ist. Jetzt. Hier. In diesem Moment. Wer sich nicht darüber bewusst ist, nicht spürt, dass er mit allem, was existiert, in Verbindung steht, fühlt sich allein, unglücklich, unfrei. Solange man sich ständig seinen Problemen und Befürchtungen überlässt, seinem Nachgrübeln über Vergangenes, seinen Sorgen über die Zukunft, ist man kein freier, kein erfüllter Mensch. Man sollte sich des Einfachsten, was man immer tut, bewusst werden. Des Atmens. Jeder einzelne Atemzug ist ein Wunder. Beim Einatmen wahrnehmen, dass man einatmet, beim Ausatmen wahrnehmen, dass man ausatmet. Als freier Mensch einatmen, als freier Mensch ausatmen. Dem Einatmen innerlich zulächeln, dem Ausatmen innerlich zulächeln. Wer wirklich weiß, mit allen Sinnen erlebt, dass er gerade atmet, ist da. Ist im Moment. Ist im Buddha-Land. Weiß, dass er mit allem und allen verbunden ist. Jeder Gedanke, jedes Wort und jede Tätigkeit kann dann zur mitfühlenden, friedvollen Achtsamkeitsübung werden.«

Ausschalten oder Alphazustand

Mehr Lebensenergie ist der zentrale Wunschtraum gehetzter Menschen. Und mehr Lebensenergie – so spricht Dr. Ruediger Dahlke – erreichen Sie bereits, wenn Sie »Ihre Lebensführung vereinfachen und mehr bei sich selbst ankommen«. Heißt ganz konkret: wenn Sie wenigstens ein paar Stunden am Tag »nicht erreichbar« wären.

Die Kunst der Unerreichbarkeit findet sich schon bei Carlos Castañeda. Ist heute im Zeitalter von Handy und Internet tatsächlich eine Kunst geworden.

Wir leben heute das Primat der Kommunikation und Erreichbarkeit. Sind deshalb immens störanfällig geworden – wieder wörtlich Dr. Dahlke – und fühlen uns in die Enge getrieben. Das erkennen Sie an so typischen Aussprüchen wie

>»Ich halt das nicht mehr aus!«
>»Ich werde noch verrückt!«

Jetzt kommt's: Abgesehen davon, dass das laut Dahlke so ziemlich die dümmsten Affirmationen sind, wirken die eben als self-fulfilling prophecy. Tatsächlich wird ja ein Drittel unserer Bevölkerung »im Leben verrückt und landet in einer Psychose«.

All jene, die ihr Unterbewusstsein überzeugt haben, sich immer wieder eingehämmert haben, es »nicht mehr auszuhalten«, sammeln sich unter Diagnosen wie Nervenzusammenbruch, Burn-out und Depression.

Die Kunst der Unerreichbarkeit. Entweder Sie schalten es ab, das Handy, oder Sie lernen endlich, zu sich selbst zu finden. Im Alphazustand. In der Meditation.

Was Meditation alles für Sie tut

Meditation verändert das Gehirn grundlegend und mit ihm den Menschen. Meditation macht glücklich, entdeckte der US-Forscher Davidson schon vor Jahren. Er verglich damals die Gehirnaktivitäten eines indischen Abts mit der von 150 Nicht-Buddhisten. Und fand heraus: Die Aktivität des linken Stirnhirns, des Frontalcortex, ist viel höher. Und was heißt das? Ganz einfach: Heiterkeit, Ausgeglichenheit, Optimismus. Die Grundstimmung meditierender Menschen ist Glück. Und das, so lautet die wohl fröhlichste Botschaft, lässt sich trainieren, wie ein Muskel oder ein Musikinstrument. Glück kann man machen! Jeder.

Alzheimer – mag ich nicht

Weshalb ich täglich (massiv) Vitamine & Co. einnehme? Weshalb ich Ihnen das täglich dringend ans Herz lege? Weil ich lesen kann. Das berühmte Karolinska Institut in Stockholm beziffert die weltweiten Kosten für Alzheimer auf 248 Milliarden Dollar. 248 Milliarden! Könnte man fast eine kleine Bank retten. Und die Tendenz ist – wissenschaftlich bewiesen – massiv ansteigend.

Bei dem Spiel möchte ich persönlich nicht mitmachen. Deshalb lese ich: Eine Auswertung des Chicago Health and Aging Project an der dortigen Universität ergab 2005, dass die Höhe der täglichen Zufuhr an Vitamin E invers korreliert mit dem Auftreten von Alzheimer. Auf gut Deutsch: Je mehr Vitamin E, desto weniger Alzheimer. Bewiesen (*Am J Clin Nutr.*, 81, (2):508, 2005).

Bereits zwei Jahre früher hat eine Großstudie gezeigt, dass Omega-3-Fettsäuren bei Gesunden das Erkrankungsrisiko um bis zu 70 Prozent senken. 70 Prozent! Damit ist die Krankheit doch erledigt. Bewiesen (*Arch. Neurol.*, 60:940, 2003).

Und Anfang 2007 wurden weitere Daten von 965 Älteren veröffentlicht. Die Personen, die zu einer (ausdrücklich) folsäure*reichen* Ernährung zusätzlich Folsäure als Ergänzung zugeführt hatten, erkrankten hochsignifikant weniger an Alzheimer. Bewiesen (*Arch. Neurol.*, 64:86, 2007).

Vitamine, zusätzlich eingenommen, sind also hochwirksame Medikamente. Viel, viel wirksamer als jedes andere bekannte Pharmapräparat. Wenn Vitamine ergänzend zur Nahrung eingenommen werden. In der richtigen Menge. Erinnern Sie sich? Vitamin E laut DGE 15 Milligramm. Laut Europa EFSA 300 Milligramm. Sicherer Bereich.

Jahrzehnte hat man Wahrheit verschleiert in Deutschland. Alle Zeitungen und Zeitschriften haben medienwirksam mitgespielt. Den Alzheimer hat's gefreut.

Wer heute nicht täglich ein hochkonzentriertes Multivitaminpräparat einnimmt, verschenkt Lebensfreude.

GEHEIMNIS GESUNDHEIT

Was dem Geist so schadet

Menschen mit hohem Blutdruck und erhöhten Cholesterinwerten haben ein höheres Risiko, an Alzheimer zu erkranken. Finnische Forscher untersuchten diesen Zusammenhang bei 1449 Menschen während eines Zeitraums von zehn Jahren. Hat man Bluthochdruck plus eine Herzerkrankung, steigert sich das Demenzrisiko auf das Dreifache. Es versechsfachte sich bei Bluthochdruck gekoppelt mit Diabetes. Kein Wunder: Zu viel Zucker ist Gift für das Hirn. Und schwedische Forscher fanden heraus, dass im Alter von 70 Jahren jeder BMI-Punkt über 25 das Risiko, später an Alzheimer zu erkranken, um 36 Prozent erhöht.

Die zwei Wölfe

Eine alte Legende: In uns tobt der Kampf zwischen zwei Wölfen.

Einer ist böse: Er ist …
… *Ärger, Neid, Eifersucht, Sorge, Bedauern, Gier, Arroganz, Selbstmitleid, Schuld, Missgunst, Minderwertigkeit, Lügen, falscher Stolz, Egoismus.*

Der andere ist gut: Er ist …
… *Freude, Liebe, Hoffnung, Gelassenheit, Demut, Güte, Wohlwollen, Mitgefühl, Großzügigkeit, Wahrheit, Glaube.*

Frage: Und welcher Wolf gewinnt?
Antwort: Der, den du fütterst.

Welchen Wolf füttern Sie beim Ehekrach? Angeblich ja ein notwendiges, reinigendes Gewitter. Tja.

Welchen Wolf füttern Sie, wenn Sie unsere kritischen, hämischen, sensationslüsternen Zeitungen lesen? Oder Fernsehnachrichten gucken? Tja.

Welchen Wolf füttern Sie, wenn Sie mit Stirnfalten, verkniffenem Mund und herabgezogenen Mundwinkeln durch den Alltag gehen?

Wann jemals füttern wir eigentlich den guten Wolf?
Läufer kennen da einen Ausweg.

Demut und Drogentausch

Demut lernt ein Arzt, jeder Arzt, sehr rasch. Demut vor
der Realität. Oft resultiert daraus Resignation. Müsste aber
nicht sein. Was ich damit meine? Sie kennen doch »Dallas«? Da gab's den Fiesling J. R. und seinen Gegenspieler,
den trotteligen Anwalt Cliff Barnes. Mit bürgerlichem Namen Ken Kercheval. Von dem gibt's ein goldiges Interview:

> *Frage:* Ihnen wurden 1993 Teile der Lunge entfernt.
> Lungenkrebs. Trotzdem rauchen Sie wie ein Schlot …
> *Antwort:* Drei Schachteln pro Tag. Ich habe nie be-
> hauptet, dass ich alle Tassen im Schrank habe.
> *Frage:* Selbst der militante Nichtraucher Larry Hag-
> man (der Fiesling) konnte Sie nicht bekehren?
> *Antwort:* Nein! Ich habe ja auch nichts gesagt,
> wenn er pro Tag seine Kiste Champagner getrunken
> hat.

Das ist die reale Welt. Und da versucht nun jeder frisch ge-
backene Arzt, intellektuell, mit Vernunftgründen, mit der
Drohmedizin seinen Patienten vom Rauchen und Saufen
abzubringen. Ach du meine Güte!

Im Lauf der Jahre wird jeder Arzt demütig. Bescheidener. Akzeptiert das Wort »Sucht«. Die Bedeutung von »Droge«. Weltweites Phänomen. Muss nicht sein! Wenn Sie den Menschen etwas Besseres anbieten, ihm eine stärkere, aber gesunde Droge offerieren, könnten Sie als Arzt »Erfolg« haben. Genau das nennt man

Frohmedizin.

In meinen Worten: Wenn Sie etwas Wichtiges wollen im Leben, zielen Sie bitte nicht ins Schwarze, zielen Sie daneben, und es fällt Ihnen in den Schoß. Wenn Sie also den Patienten vom Rauchen abbringen wollen, reden Sie bitte nicht übers Rauchen. Sinnlos. Reden Sie über das unbeschreibliche Glück, nach 42 Kilometern über die Ziellinie zu taumeln … Leben Sie's vor. Nehmen Sie ihn mit – und schon haben Sie eine Sucht durch eine glückhafte andere ersetzt.

Das Pech des kettenrauchenden Affen

Im Johannesburger Zoo gibt's einen Schimpansen, der ist Kettenraucher. Charly. Hat das Rauchen von den Besuchern abgeguckt und ist nikotinsüchtig. Der arme Kerl. Da bin ich schier ratlos. Ich empfehle dem Raucher, der mit dem Rauchen aufhören will, nämlich: Geh nicht zur Verhaltenstherapie, kau keinen Nikotinkaugummi, mach kein Antiraucherseminar. Melde dich doch einfach beim nächsten Marathon an. Am besten in New York oder Hawaii. So hört man dann einfach mit dem Rauchen auf. Denkt nicht viel darüber nach. Sondern hört einfach auf. Das tut man ganz automatisch. Im Übrigen passiert noch mehr: Sie werden zielstrebig, willensstark, ausdauernd und ein bisschen härter gegen sich selbst. Passiert einfach, wenn Sie sich auf den Wettkampf vorbereiten. So 60 Kilometer die Woche trainieren. Und Sie wachsen ein Stückchen über sich hinaus, sobald Sie die Ziellinie überqueren. Nichts ist eine bessere Schulung für das Selbstbewusstsein. Nur: Da sind Affen noch nicht zugelassen.

Wie die Software wächst

Mal was Nettes. Mal was für die Motivation. Für das Selbstwertgefühl. Und zwar: Der Neurologe Prof. Small, von der Universität New York, hat Menschen wie du und ich drei Monate joggen lassen und sie dann in die Röhre gelegt. Bei allen, ausnahmslos allen, hatten sich neue Blutgefäße gebildet im Gedächtniszentrum, dem Hippocampus.

Jetzt wissen wir, weshalb sich das Gedächtnis des Menschen tatsächlich durch Sport »vergrößern« lässt, weshalb genau dort sogar neue Neuronen, also Verknüpfungen der Gehirnzellen, entstehen. Hintergrund: Durch Bewegung, durch tägliches Laufen entstehen im Gehirn mehrere hundert chemische Substanzen, die Voraussetzung sind für die Vermehrung des neuronalen Netzes. Also unserer Software.

Auch deutsche Wissenschaftler haben längst erkannt: Das Gehirn ist das am besten veränderbare Organ des Menschen. Und so merkwürdig es klingt: Körperliche Aktivität trainiert es besser als geistige.

Gefällt mir. Gefällt mir außerordentlich. All diese Bücher und Gebrauchsanweisungen über mentales Training, also Auswendiglernen von Gedichten … Beschämt gebe ich zu, dass ich einfach ein bisschen faul bin. Sicherlich genetisch.

Besonders erfreulich fasst Prof. Erickson, Uni Illinois, seine Erkenntnisse zusammen: »Ausdauersport stärkt bevorzugt die sogenannten exekutiven Funktionen – das Setzen von Zielen, das Planungsvermögen, das Arbeitsgedächtnis und die Konzentrationsfähigkeit.«

Weiß und merkt jeder von Ihnen. Er braucht nur zu laufen. Dieses neue Gehirn hat ja sogar Prof. Fischer von der Universität Princeton vor einiger Zeit begeistert. Damals nämlich, als er noch Joschka Fischer hieß.

So lernen Sie im Schlaf

Auch lernen kann man im Schlaf. Nicht nur schlank werden. Der Trick, das Geheimnis, der entscheidende Punkt ist beide Male der gleiche: Tiefschlaf. Lässt sich leicht beweisen. Der Tiefschlafanteil nachts nimmt mit zunehmendem Alter ab. Bei jungen Menschen beträgt er noch 19 Prozent, mit zunehmendem Alter nur noch drei Prozent.

Also lässt man ältere (45 bis 55 Jahre) und jüngere (18 bis 25 Jahre) Probanden abends Wortpaare auswendig lernen. Können beide gleich gut. Jetzt kommt's: Nach drei Stunden Schlaf wussten die jüngeren dann aber deutlich mehr Wortpaare als die älteren Teilnehmer. Interessant: Diesen Unterschied gab es aber nur dann, wenn der Schlaf in der ersten Nachthälfte stattfand. Warum? Weil in dieser Zeit der Tiefschlafanteil besonders hoch ist. Wurde in der Studie gemessen: Bei den Jüngeren eine Stunde, bei den Älteren 18 Minuten.

Was mich an solchen Studien immer ärgert. Aufregt. Kribbelig macht. Die unwidersprochene Behauptung, dass

bei älteren Menschen so ziemlich alles nicht mehr so gut funktioniert. Was für ein Unfug! Glauben Sie, dass ein Reh, wenn es älter wird, weniger Tiefschlafphasen hat? Ich glaub's nicht. Besser gesagt: Ich weiß, dass das nicht stimmt. Bedeutet, dass Sie natürlich auch mit 50, mit 60, mit 70 genauso gut und tief schlafen könnten wie in der Jugend. Könnten. Wenn Sie leben würden wie ein Reh. Sie erinnern sich? Ein Reh rennt jeden Tag. Jeden Tag, werte Herren Sportmediziner. Ein Reh frisst Leben. Ausschließlich. So wie jeder Eskimo. Und ein Reh träumt. Täglich. So wie Ihre Kinder.

Die Duineser Elegien? Auswendig? Jetzt wissen Sie, wie das funktioniert: Lernen im Schlaf.

GEHEIMNIS GESUNDHEIT

Tiefschlaf kann man machen

Warum nicht tagsüber Klugheit tanken? Sie können immer, wenn Sie wollen, binnen zehn Sekunden in kontrollierten Tiefschlaf fallen. Die einen nennen das Meditation, die anderen Trance oder Selbsthypnose. Egal. Eine Technik – und die können Sie lernen. Zum Beispiel mit meinem »Praxisbuch Mentalprogramm«.

Das dicke Gedächtnis

Insulin hat im Gehirn nichts verloren. Glaubten wir. Ab heute gilt das Gegenteil. Wieder mal einer der vielen Irrtümer der Medizin. Professor Kern, Universitätsklinik Lübeck: »Heute wissen wir, dass das Gehirn über viele Insulinrezeptoren verfügt, besonders im für die Gedächtnisbildung wichtigen Bereich.«

Und tatsächlich: Gab man Studenten Insulin zu schnupfen, verdoppelte sich die Leistungsfähigkeit des Langzeitgedächtnisses. Dazu Professor Kern: »Insulin macht schlau.«

Und dann kam die für viele von Ihnen, liebe Leser, so sensationelle Messung: Steigt nach dem Essen Ihr Insulinspiegel im Blut, dann tut er das auch im Gehirn. Außer beim Übergewichtigen. Dort klettert Insulin im Blut nach oben, aber im Gehirn kommt nichts an. Im Gegenteil: Übergewichtige haben nicht – wie man instinktiv vermutet – zu viel, sondern zu wenig Insulin im Gehirn.

Professor Kern wörtlich: »Je dicker ein Mensch ist, desto geringer ist der Insulinanteil in der Hirnflüssigkeit – und desto schlechter ist ganz offensichtlich sein Denkvermögen.« Hat er höflich formuliert. Der Volksmund ist hier drastischer …
Wir kommen um schlichte Wahrheiten nicht herum:

> Es gibt den idealen Körper.
> Es gibt die ideale Ernährung.
> Es gibt den idealen Lebensstil.

Und wer davon abweicht, bezahlt. Auch und gerade mit Lebensqualität. Täglich.

Denn Sie ahnen, wie ich die Erkenntnisse von Prof. Kern formulieren würde. Frohmedizinisch. Bringen Sie Ihr Körperfett unter zehn Prozent (ja, Frauen dürfen ruhig ein bisschen mehr haben) – und Ihr Gehirn wacht auf. Sie wären ein neuer Mensch!

Das Gehirn speckt ab

Für die kleinen Gemeinheiten in Deutschland ist der *Spiegel* zuständig. Wie für diese elegante Aussage über Essverhalten und Gehirn. Nämlich:

> »Bei regelmäßigen Fressattacken geht es dem Denkorgan aus bisher noch ungeklärten Gründen sogar an die Substanz. Das jedenfalls lässt eine Kernspin-Untersuchung von Übergewichtigen fürchten: Je mehr die Probanden auf die Waage brachten, desto weniger wog ihr Gehirn.«

Dumm aber auch. Ein Faktum. Glaubhaft? Zum Glück fallen einem beruhigende Gegenbeispiele ein, wie zum Beispiel der SPD-Parteivorsitzende Sigmar Gabriel. Der im Bundestag vom Rednerpult ganz offiziell den Satz geprägt hat »lieber dick als dumm«. Und er ist schließlich Fachmann.

Ja, wie ist denn das mit dem Gehirngewicht? Sie wissen alle, dass die Gehirnzellen selbst etwa 500 Gramm wiegen. Nur ... die sind für sich wertneutral. Zu nichts nütze. Entscheidend sind die Verknüpfungen, die Verbindungen der Gehirnzellen. Die Neuronen. Unser Datenspeicher. Unser Gedächtnis. Und das wiegt immerhin ein Kilogramm. Laut *Spiegel* bei Übergewichtigen eher nicht. Eine in unserer Gesellschaft politisch unkorrekte Aussage. Selbst wenn im Kernspin bewiesen. Erinnert so an Professor Kern, Uni Lübeck, der bei Übergewichtigen weniger für das Gedächtnis entscheidende Insulinrezeptoren im Gehirn nachweisen konnte. Und der daraufhin den Satz prägte »je dicker, desto schlechter das Denkvermögen«.

So darf man in Deutschland nicht forschen. Denn, bleiben wir fair: Neben der Masse des neuronalen Netzes gibt es ja wohl auch noch Qualität. Inhalt.

Und Qualität misst das Kernspin nicht. Also kann Herr Gabriel sehr wohl Recht haben. Kann.

Gute Noten in drei Stunden

Haben Sie Kinder? Im kritischen Alter, so um die elf Jahre? Deren »schulische Leistungen deutlich zu wünschen übrig lassen«, deren Noten immer schlechter werden? Dann haben Sie Glück. Auch Professoren haben solche Kinder.

Und suchen nach Lösungen. So entstand die folgende Studie: Forscher der Universität Newcastle studierten 81 Kinder im Alter von etwa elf Jahren. In einer ausdrücklich randomisierten, doppelblinden, placebokontrollierten Studie. Also hochwissenschaftlich.

Sie gaben den Kindern ein Gemisch aus Vitaminen, Mineralien und Aminosäuren (falls Ihnen der Name für das Gemisch nicht gleich einfällt, nehmen Sie's einfach ein, dann klappt's) und studierten die kognitiven Leistungen, also Hirnleistung nach einer Stunde, nach drei Stunden und nach zwölf Wochen.

Die Forscher: »Am meisten hat uns überrascht, dass schon drei Stunden nach Einnahme die Aufmerksamkeit bei der Bewältigung von Aufgaben sich verbesserte.« Professor David Kennedy stellt fest, dass dies die erste Beobachtung von akuten mentalen Effekten durch Vitamine etc. bei Menschen gewesen sei. Da kann ich nur lächeln. Ich hab zwei Kinder. Und das Präparat hab ich auch. Nur dachte ich immer, dass man über Selbstverständliches nicht sprechen muss. Diese Studie ist tatsächlich der erste wissenschaftliche Beweis für einen Drei-Stunden-Blitzeffekt. Meiner abiturgestressten Tochter längst bekannt.

Schlussfolgerung: Wenn Ihr Kind in der Schule deutlich nachlässt, denken Sie bitte nicht an einen akuten PISA-Effekt. An den Unfug hab ich sowieso nie geglaubt. Sondern halten Sie sich an biologische Tatsachen. Wenn essenzielle Stoffe fehlen, funktionieren Körper wie auch Gehirn einfach schlechter.

Weisheit schon ganz früh löffeln

Schwangere müssen ihren Nachwuchs mit genug Omega-3-Fett versorgen. Man weiß heute, dass der Mensch 70 Prozent seiner gesamten 100 Milliarden Neuronen-Gehirnmasse im Mutterleib bildet. Umso alarmierender ist die US-Studie, nach der sich die meisten Frauen nur 18 Prozent der Menge an Omega-3-Fettsäuren zuführen, die für Schwangere empfohlen werden. Mit Fisch den Omega-3-Bedarf zu decken ist schwierig während der Schwangerschaft. Steckt leider oft auch Quecksilber drin. Darum empfehle ich: Omega-3-Fett als Nahrungsergänzung.

Was Wissen schafft

Die Wissenschaft weiß praktisch alles. Sagt es Ihnen aber nicht. Sagt es nämlich unverständlich. Nur wissenschaftlich verbrämt. Für Sie wertlos. Wozu forscht dann Wissenschaft?

Ein klassisches Beispiel finden Sie im *Spiegel* in einem wundervollen Essay über Professor D. Hüther. Der über das Lernen so richtig formuliert: »Wir lernen etwas Neues richtig schnell und so, dass es auch sitzt, offenbar nur dann, wenn das noradrenerge System in unserem Gehirn eingeschaltet wird …« Und er übersetzt diesen wis-

senschaftlichen Kauderwelsch sogar: »Das, was uns nicht emotional berührt, bekommen wir, wenn überhaupt, nur mit größter Mühe in unseren Kopf ...«

Ah ja: Nur was uns emotional berührt – wissenschaftlich »noradrenerg« –, können wir uns merken. Jetzt verstehen Sie, weshalb Ihr Sohnemann in Latein immer so schlechte Noten bekommt. Finden Sie nicht auch, dass solche Erkenntnisse lebenswichtig sind? Und merken Sie nicht auch, dass die Wissenschaft auf halbem Weg stehen bleibt? Ihnen ein Stückchen Zucker hinhält ... und es wieder zurückzieht? Sie praktisch im Stich lässt? Die Frage ist doch:

Wie macht man das?

Für den Wissenschaftler ganz klar: Setzen Sie bitte Noradrenalin im Gehirn frei ... und Sie merken sich's. Da könnte der Wissenschaftler doch wirklich einmal von seinem Thron herabsteigen und Ihnen erklären, dass Noradrenalin in Ihrem Gehirn mehr oder weniger vorhanden sein kann. Je nach Ernährung. Dass Sie diesen für das Lernen entscheidenden Stoff essen. Täglich. Hoffentlich. Der Stoff heißt Phenylalanin. Enthalten im Eiweiß. Mit viel Phenylalanin (kann man in Ihrem Blut messen) produziert Ihr Gehirn mehr Noradrenalin, Sie sind emotional hoch gespannt, bereit, engagieren sich, sind interessiert, machen mit ... alles das, was Sie sich für Ihr Kind in der Schule wünschen würden. Weshalb sagt der Wissenschaftler das nicht so? Zu profan?

Noch einmal: Ihre Vorfahren sind groß geworden mit nachweislich 34 Prozent Eiweiß täglich. Die DGE rät Ihnen zu 15 Prozent. Und Sie grämen sich über PISA ...

Phenylalanin macht klug & glücklich

Aus dieser Aminosäure baut sich der Körper Glückshormone wie Noradrenalin, ACTH, Dopamin und Endorphine. Wesentlich für die Stimmung des Menschen. Phenylalanin hilft gegen Depressionen und schenkt Selbstvertrauen. Phenylalanin wird übrigens auch in der Schmerztherapie eingesetzt, zum Beispiel bei Arthritis, Rheuma und Muskelschmerzen. Phenylalanin steigert wie Tyrosin die Gedächtnisleistung. Achtung: Bei der seltenen Stoffwechselkrankheit Phenylketonurie (PKU) darf Phenylalanin nicht eingenommen werden, da das Enzym fehlt, das diese Aminosäure verstoffwechselt.

Phenylalanin steckt in Käse, Fleisch, Fisch, Nüssen, Reis, Ei und in einem guten Eiweißkonzentrat.

Klugheit kann man essen

Klug nenne ich meine Frau. Und kann Ihnen heute sogar eine wissenschaftliche Begründung liefern. Da gibt es im MIT, also in der weltweit wohl führenden Denkfabrik, einen Professor Dr. R. Wurtmann. Ein Pharmakologe. Der drei Nahrungsinhaltsstoffe ausfindig gemacht hat, die wie Dünger auf das Gehirn wirken, wenn man sie zusammen verzehrt. Nämlich Uridin-Monophosphat (also Phosphor!), typisch in Rüben enthalten, Cholin aus dem Eigelb und Omega-3 aus Fischöl.

Wenn man Mäuse drei Wochen lang mit diesen drei Stoffen verköstigt, bilden sich 30 bis 40 Prozent mehr Synapsen, also genau die Strukturen, die zum Beispiel bei Alzheimerpatienten zuerst verloren gehen. Und damit das Gedächtnis. Ist das nicht sensationell?

Was mich so elektrisiert, ist, dass meine kluge Frau jeden Tag mit drei hartgekochten Eiern beginnt. Also mit Cholin. Und jeden Tag sechs Gramm Omega-3-Fettsäuren zu sich nimmt. Sechs Gramm. Das tun Sie nicht. Die DGE empfiehlt ein Gramm. Der Deutsche nimmt im Durchschnitt 0,1 Gramm zu sich. Meine Frau sechs Gramm. Und zusätzlich ernährt sie sich betont von Nüssen, also phosphatreicher Nahrung.

Klugheit scheint essbar. Ist das nicht aufregend?

PS: Weshalb sechs Gramm Omega-3? Meine Frau hat einen Ehemann, der die richtige Dosis im Blut bestimmt.

Wenn Sie jetzt lächeln: Meine Frau hat schon als Zehn-jährige verkündet, dass sie dermaleinst einen Arzt heiraten würde. Klug schon damals.

Stress verwüstet Gehirn

Das berichtet in einem ausführlichen, recht guten Artikel der *Spiegel*. Stress ist also nicht einfach »so etwas«, sondern behindert die Bildung neuer Nervenzellen im Denkorgan. So Prof. T. Perera, New York. Dies erklärt, warum chroni-scher Stress – also unser aller Alltag – »vergesslich macht und zu Depressionen sowie Ängsten führt«.

Und jetzt kommt's: Jetzt staunt der *Spiegel*. Da gäbe es etwas völlig Neues. Etwas Sensationelles. Deshalb dieser Artikel: »Wichtige Areale des Gehirnes vermögen sich bi-ologisch zu erneuern – durch Bewegung, aber auch durch Meditation.« Das erscheint dem *Spiegel* so wichtig, dass es sogar in den Hausmitteilungen auf der ersten Seite er-wähnt wird. Es gäbe also ein Mittel, um stressbedingte Veränderungen des Gehirnes wieder auszugleichen, das Gehirn zu erneuern. Der *Spiegel*-Reporter, 42, nahm sogar »seine erste Meditationsstunde«.

Sie lächeln? Ich auch. Natürlich ist es schön, immer wie-der bestätigt zu bekommen, was man längst weiß und was man längst tut. Was jeder von Ihnen täglich tut.

Und natürlich ist es schön, zu lesen, dass sogar der *Spie-gel* aufwacht.

Sie erinnern sich: Seit Frühjahr 1990, also seit 18 Jahren, gibt es ein mehrtägiges Seminar, jahrelang sogar jedes Wochenende, in dem

Bewegung und Meditation

erklärt und gelehrt werden. Einzigartig in Deutschland. Ganz praktisch. Inzwischen Zehntausenden Deutschen. Ein Seminar, in dem über das Stresshormon Cortisol und dessen schädliche Fähigkeit, Gehirnzellen direkt zu zerstören, gesprochen wird. Ein Seminar, in dem die Abhilfe dagegen, nämlich tägliche Bewegung, tägliche Meditation, über den grünen Klee gelobt wird.

Und heute weiß das auch der *Spiegel*. Deutschland wacht auf.

Unsere Nahrung – ein Arzneimittel

Dass wir Vitamine nicht als Larifari, sondern als hochpotente Arzneimittel sehen, haben viele von Ihnen inzwischen mitbekommen. Dann freilich muss man Vitamine mit ganz anderen Augen betrachten und ganz anders dosieren. Einverstanden.

Zunehmend beginnt die Wissenschaft, auch andere Nahrungsbestandteile als hochwirksame Arzneimittel zu deklarieren. Hochmodern derzeit der Einfluss von Omega-3-

Fettsäuren auf das Gehirn. Omega-3 wirkt auf das Gehirn wie ein »Arzneimittel«, so der Neurobiologe Professor Gomez-Pinilla von der Uni Kalifornien. Genauer: »Es besteht die aufregende Möglichkeit, dass man durch eine veränderte Zusammensetzung der Nahrung die kognitiven Fähigkeiten erhöhen, das Gehirn vor Schäden schützen (Unfälle usw.). und dem Altern entgegenwirken kann.«

In Deutschland sei der Konsum von Omega-3 in den vergangenen 100 Jahren dramatisch zurückgegangen – und dafür die Rate von Depressionen angestiegen. Nicht so in Japan, wo roher Fisch das Nationalgericht ist: Dort ist die Depression bis heute selten.

In Norwegen wurden deswegen 2000 Männer und Frauen über 70 an verschiedenen Denkaufgaben getestet. Ergebnis: Wer mindestens zehn Gramm Fisch pro Tag verspeiste, meisterte die Aufgaben besonders gut. Der Effekt steigt mit der Dosis. Wer täglich 75 Gramm Fisch zu sich nahm, erzielte die besten Ergebnisse. Erklärt wird das mit der direkten Wirkung von Omega-3 auf die Nervenzellen.

Übrigens: Das Gegenteil stimmt auch. Ratten, die mit stark zucker- und fetthaltigem Futter, also deutscher Normalkost, gemästet wurden, bauten geistig ab und wurden anfälliger für Hirnschäden. Denken Sie doch bitte nachträglich einmal kurz über weihnachtliche Kinderernährung nach. Stichwort Plätzchen.

Mangelware Omega-3

Unser Gehirn ist dank Omega-3-Fettsäuren gewachsen. Und die hat die Industrie aus Ihrem Essen eliminiert. Hat sie ersetzt durch Omega-6-Fettsäuren aus Soja, Mais- und Palmöl – ist viel billiger, lässt sich besser verarbeiten, hält länger. Vor 2,3 Millionen Jahren, so die Annahme der Hirnforscher, wog das Gehirn noch 400 Gramm. Dann wuchs es auf die Größe Ihres Gehirns, auf 1500 Gramm, an. Und zwar begann das an großen Süßwasserseen, in Afrika, wo fette Fische mit vielen Omega-3-Fettsäuren lebten. Früher steckte die hirnwichtige Fettsäure auch in Milch und Fleisch. Hat die Landwirtschaftsindustrie rausgezüchtet. Nicht gut für unseren Kopf. Denn die Membranen unserer Nervenzellen bestehen zu einem Fünftel aus ungesättigten Fettsäuren. Denken, Signaltransport, funktioniert nur dann wie geschmiert, wenn wir genug Omega-3-Fettsäuren aufnehmen. Omega-3-Fette sollten Sie unbedingt täglich zuführen. Sind hoch lebenswichtig. Vor allem fürs Gehirn. Und für die gute Laune. Stecken im Seefisch. Und im Fleisch, das der Biobauer liefert, steckt auch viel Omega-3. Oder im Wild. Es führt ein stressfreies Leben in freier Natur. Kriegt kein Fischmehl und keine Masthilfen und keine Medikamente. Es frisst Kräuter, Gräser.

»Selbst im Alter ...

... kann sich die anatomische Struktur des erwachsenen Gehirns noch signifikant verändern.« So Professor Dr. A. May, Uni Hamburg. Der mit Hilfe von Kernspin zeigen konnte, dass sich durch Training der Hippocampus (Gedächtniszentrum) sowie der Nucleus accumbens, das hirneigene Belohnungszentrum, vergrößerten. Hat er gezeigt an 50- bis 67-Jährigen. Durchschnittlich also 59-Jährigen. Das nennt er »selbst im Alter«.

Genau so werde ich häufig beleidigt. Persönlich beleidigt. Von deutschen Wissenschaftlern. Würde Professor May mich in diese Trainingsstudie einschließen, müsste er wohl formulieren: »selbst im Uralter«. Und würde wohl staunend berichten, dass ich mir morgens die Hose alleine anziehen kann. Immer den Merkspruch murmelnd: »Erst die Hose, dann die Schuh.«

Es waren genau diese Neurowissenschaftler, die sich nach dem Nobelpreis 1928 auf das Hinterteil gesetzt und beschlossen haben: Gehirnzellen lassen sich nicht vermehren. Die sterben höchstens ab. Das Gehirn schrumpft, wachsen jedenfalls kann es nicht. Und die nie begriffen haben: Drohmedizin gilt nur für den sitzenden Menschen. Kaum bewegt sich der Mensch, können Sie alle Lehrbücher wegschmeißen.

Und genau deshalb bestaunen diese Neurowissenschaftler uns 65-Jährige, wenn sich da im Körper überhaupt noch etwas rührt. Also ... im Gehirn.

»Selbst im Alter« ist längst eine schlichte Unverschämtheit. Na gut: Sie ahnen natürlich, dass ich bei diesen Sätzen immer wieder laut lache.

Ich hab da so ein Mantra. »Euch werd ich's zeigen!« Hawaiierprobt.

einfach
gesund

wäre es nicht klug, wenn man migräne ohne pillen abstellt, einen tumor schlichtweg aushungert, mit einer fettsäure unfruchtbarkeit verhindert?

wenn man mit magnesium zahnfleischschwund heilt, sich mit vitamin d vor der schweinegrippe schützt?

es gibt so viele einfache gesundheitsrezepte – von der nasenspülung bis zur schuhsohle.

man
muss
sie
nur kennen.

Geld-zurück-Garantie für Medikamente

Der bayerische Gesundheitsminister heißt derzeit, also in der Zeit, in der ich diese Zeilen schreibe, Markus Söder. Ihnen sicher bekannt. Einprägsame Physiognomie. Minister Söder lässt nichts aus. Und trifft manchmal voll ins Schwarze. So hat er in der Vorwoche doch tatsächlich gefordert, dass es »**für wirkungslose Medikamente eine Geld-zurück-Garantie geben müsse**«.

Da stutzt man und denkt nach. Wenn Ihr neues Auto nicht fährt, ist dieser Gedanke Ihnen selbstverständlich. Wenn der neue Staubsauger nicht Staub saugt, sind sich Verkäufer genau wie Sie völlig einig: Geld zurück. Eine pure Selbstverständlichkeit.

Deswegen hat Minister Söder in diesem Punkt völlig recht. Eigentlich müsste man doch gar nicht darüber reden. Und dennoch: Söder weiß nicht, was er hier sagt.

Der weiß nicht, dass der Vizepräsident einer der größten Pharmafirmen der Welt, Mr. Roses, ja schon vor Jahren zugegeben hat:

»Über 90 Prozent aller Medikamente (also fast alle) wirken nur in 30 bis 50 Prozent.«

Und dass der Chef des größten Biotechunternehmens der Welt, nämlich von ROCHE, dass also Dr. Severin Schwan im Januar 2010 ungerührt konstatiert hat,

»dass Medikamente freilich nur zu 50 Prozent wirken«.

Ich glaube nicht, dass Minister Söder weiß, dass er mit seiner einfachen, schlichten, eigentlich selbstverständlichen Forderung in ein Wespennest sticht. Ich vermute nämlich, dass die obigen zwei Zitate kaum einem deutschen Arzt und kaum einem deutschen Patienten bekannt sind. Und ebenso unbekannt dürfte die zwingende Wirksamkeit der Alternativen sein. Will sagen: Vitamine und Co. schlagen die Pharmaindustrie um Längen.

Haben nur einen entscheidenden Nachteil: Sind nicht patentierbar. Bringen kein Geld.

Was Sie nicht aus den Medien konsumieren sollten!

Ruediger Dahlke ist ein außergewöhnlicher Arzt. Den meisten von Ihnen wahrscheinlich bekannt. Er hat sicher Millionen Menschen geholfen mit Büchern wie »Krankheit als Weg«, »Der Körper als Spiegel der Seele« oder »Krankheit als Symbol«. Dahlke ist auch ein begnadeter Meditationslehrer. Gibt Seminare, Ausbildungen, ist Reinkarnationstherapeut. Über 40 Bücher, unzählige CDs.

Ruediger Dahlke hat vielen von uns spirituelle Wege, besonders beim Verständnis eigener Krankheit, eröffnet. Klärt uns in seinem neuesten Buch auf über die Panikspezialisten in Deutschland. Stichwort SARS, Vogelgrippe, Schweinegrippe. Warnt uns, dass diese typischen Angstkampagnen die Menschen »immunologisch anfälliger machen«. Also krank machen. Ermahnt uns wörtlich, die eigene Abwehrkraft zu steigern, indem wir all das meiden. Was?

»Also meiden Sie – wegen der unübersehbaren Nebenwirkungen – wo immer möglich – Schulmediziner und ihre Pharmaka, Impfungen und Industriefutter, aber auch auf Panik spezialisierte Nachrichtensendungen.«

Meiden weshalb? Weil das, worauf Sie Ihre ängstliche Aufmerksamkeit richten, wahr wird. Nennt man self-fulfilling prophecy.

GEHEIMNIS GESUNDHEIT

Gedanken mixen das Gift

Den Einfluss der Psyche auf das Immunsystem konnten Psychologen auf einfache Weise nachweisen. Sie gaben Versuchspersonen ein giftgrünes, scheußlich schmeckendes Getränk mit einer Substanz, die das Immunsystem kurzzeitig schwächt – im Speichel oder im Blut messbar. Gehirn und Immunsystem lernten, dass zwischen Getränk und Wirkung ein Zusammenhang besteht. Gab man den Versuchspersonen später wieder ein giftgrünes Getränk, zeigte sich dieser schwächende Effekt erneut. Was sie nicht wussten: Das zweite Getränk enthielt gar keine immunschwächende Substanz. Die Psychologen sahen darin einen Beleg für den Einfluss des Nervensystems auf das Immunsystem: Allein der Gedanke »Das muss giftig sein« hat die Abwehr geschwächt. Zum Beispiel über Stresshormone.

Kann man Krebszellen aushungern?

Dass Krebszellen einen anderen Stoffwechsel als die übrigen Körperzellen haben, wissen wir von dem deutschen Nobelpreisträger Otto Warburg seit 1924. Krebszellen essen Zucker. Nur Zucker.

Am deutschen Krebs-Forschungszentrum hat nun Dr. Coy das Enzym TKTL1 nachgewiesen, das die Basis dieses von Warburg beschriebenen veränderten, nämlich reinen Zuckerstoffwechsels darstellt. Und Dr. Coy schlägt prompt eine »Ernährung gegen Krebs« vor. Logischerweise möglichst wenig Glukose, also Kohlenhydrate, dafür ein hoher Anteil an »speziell zusammengesetzten Ölen sowie biologisch hochwertigen Proteinen«. Damit würden, so Dr. Coy, gezielt gesunde Zellen mit Energie versorgt, während Tumorzellen mit ihrem hohen Glukoseverbrauch ausgehungert werden.

Diese neue TKTL1-Ernährungstherapie fordert also das Weglassen von »glukose- und stärkehaltigen Lebensmitteln, wie in erster Linie Brot, Teigwaren wie Nudeln, Kartoffeln, süßes Obst, zuckerhaltige Getränke, viele herkömmliche Süßwaren und Konfitüren«. Mein Kommentar: Ja, da schau her!

Und gegessen werden sollen hochwertige Öle, wie Olivenöl, Fischöl. Und hochwertige Proteine. In diesem Punkt sind Sie, lieber Forever-young-Leser, Spezialist. Wertvolles Wissen. Bitte vergessen Sie nie: Jeder dritte Deutsche erkrankt an Krebs. Krebs ist eine Volkskrankheit. Warum?

Und bitte vergessen Sie genauso wenig: Eskimos essen ausschließlich Eiweiß und Öl. Ausschließlich und ihr ganzes Leben. Und bei ursprünglich lebenden Eskimos gibt es, so lesen wir, keine Krebserkrankung.

Na so ein Zufall.

Wie kompliziert ist eine Migränetherapie?

Kopfschmerz ist für über acht Millionen Deutsche etwas Vertrautes, etwas gar-nicht-so-lieb Vertrautes. Und wenn der Kopfschmerz zu Migräne wird, hört der Spaß ganz auf. Nicht nur viele von Ihnen, auch ich bin, dieses Thema betreffend, Experte.

Vertraut. Darum finden Sie in der Presse so häufig komplette und damit völlig verwirrende Geschichten über das »Gewitter im Gehirn«.

Darf ich Sie an die Hand nehmen? Ich gebe Ihnen zwei präzise Ratschläge:

▶ 1. Joggen Sie. Joggen Sie täglich zehn Kilometer. Tun Sie das vier Wochen. Und lassen Sie sich überraschen. Beschreibt die Schauspielerin Liz Baffoe (39), die seit der Pubertät an Migräneattacken litt. Und im Laufe der Jahre ein wirksames Heilmittel gefunden hat: »Durch regelmäßiges Joggen im Wald habe ich heute nur noch ganz selten Kopfschmerzen.«

Über die Wirkung des Joggens können wir ja philosophieren. Beginnt bei Ablenkung, geht über zur Entspannung und endet bei vermehrter Sauerstoffversorgung des Gehirns.

▶ 2. Bringen Sie den Magnesiumspiegel im Blut auf über 1,0 mmol/l. Bitte, bitte! Hier steht nicht: »Nehmen Sie Magnesium!« Sondern hier steht eine ganz präzise naturwissenschaftliche Gebrauchsanweisung. Und erst die hilft. Schon längst bewiesen, nämlich seit 1930. So habe ich persönlich 30 Jahre quälende Migräne abgestellt. Und inzwischen Tausende meiner Patienten.

Gerne können wir auch über die Wirkung von Magnesium philosophieren. Beginnend mit der »inneren Ruhe« über die Entspannung und damit Weitstellung der Blutgefäße im Gehirn bis hin zur vermehrten Stressresistenz.

Aber genau darauf kommt es eben nicht an. Die Medizin verirrt sich so oft in Erklärungsversuchen. Verheddert sich. Muss widerrufen. Triumphiert mit neuen Forschungsergebnissen bis zum nächsten Widerruf.

Dem Patienten, in diesem Fall auch mir, ist das völlig wurscht: Der will seine Migräne loswerden. Der will präzise, klare Gebrauchsanweisungen.

In über 90 Prozent der Fälle helfen die zwei oben stehenden.

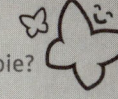

Erste Hilfe bei Migräne

Jeder zehnte Deutsche leidet unter Migräne. Sie glauben nicht, wie depressiv die macht. »Mit 600 Milligramm Magnesium täglich ist die Anzahl der Migräneattacken deutlich rückläufig«, so war vor einigen Jahren auf dem Freiburger Schmerzkongress zu hören. Hat mich damals richtig amüsiert. Wieso kam der Kollege auf die Idee, die Migräneattacken nur zu reduzieren, anstatt sie völlig zum Verschwinden zu bringen? Ich nehme an, weil er selber nie betroffen war. Ich kenne Migräne. 30 Jahre lang. Und habe nicht nur 600 Milligramm Magnesium am Tag genommen, sondern die dreifache Menge. Und meine Migräne ist völlig verschwunden. Ebenso wie bei meinen Migränepatienten. Das ist keine »Beschwerdenreduzierung«. Das nenne ich Lebensqualität. Moment, sagen hier viele: Magnesium in hohen Dosierungen verursacht Durchfall. Stimmt, und hier einen Ausweg zu finden ist die hohe Kunst von uns praktischen Ärzten. Ich rate meinen Patienten immer, die gesamte Magnesiumdosis auf einmal in ganz wenig Wasser vor dem Zubettgehen zu nehmen. Danach liegt man dann ja waagerecht im Bett, so dass der Durchfall in der Nacht verhindert wird. Heben Sie Ihren Magnesiumspiegel im Blut auf 1,0 mmol/l an und verabschieden Sie sich von Ihrer Migräne. Selbstverständlich müssen Sie dafür Ihren Magnesiumspiegel messen lassen.

Selen schützt doch nicht
vor Krebs?

Wir lieben die Angst. Doch, doch! Wie gerne lassen wir uns verunsichern, mit welcher Freude wühlen wir im Bösen. Glauben Sie nicht? Doch, doch: Sie alle haben verstreut in sämtlichen deutschen Zeitungen von der SELECT-Studie gelesen. In der plötzlich und unerwartet bewiesen worden sei, dass Selen und Vitamin E eben nicht vor Krebs, hier vor Prostatakrebs, schützen. Diese Studie hat allem widersprochen, was wir bisher geglaubt und geforscht hatten.

Selbstverständlich drucken die gleichen Zeitungen den soeben erschienenen Gegenbeweis nicht ab. Nachzulesen in *J Nat Canc Inst.*, März 2009; 101:306. Dort wurden Genmuster untersucht. Bei Menschen mit Prostatakrebs. Denen drei bis sechs Wochen Vitamin E plus Selen oder als Kontrolle gar nichts gegeben wurde. Und man fand in den Genmustern im Prostatagewebe einen himmelweiten Unterschied. Im Gewebe nach Vitamin E plus Selen. Besonders bei dem p53-Gen, einem ganz entscheidenden Ausschalter für Krebs.

Auf den Punkt gebracht: »Das Genmuster bei Patienten nach Selen (200 µg) plus Vitamin E (400 IE) war identisch mit dem Genmuster von gesunden Menschen ohne Prostatakrebs. Und das nach nur drei bis sechs Wochen.«

Die zwei Stoffe wirken. Damit bewiesen.

Weshalb sich diese Ergebnisse nicht in Großstudien an 10 000 Menschen ganz einfach nachvollziehen lassen? Na, denken Sie mal nach. Ich als Arzt weiß doch, dass 60 Prozent meiner Patienten das Rezept gleich wegwerfen oder die Tabletten nie oder unregelmäßig einnehmen. Glauben Sie wirklich, dass 10 000 Menschen, die über einige Jahre Selen oder Vitamin E einfach so aus Studienzwecken nehmen sollen, die tatsächlich zuverlässig einnehmen?

Ich halte mich an die Wissenschaft. Ich halte mich an Gewebsproben aus der Prostata und objektive Genanalysen: Selen und Vitamin E wirken.

GEHEIMNIS GESUNDHEIT

Antioxidanzien in Kombi

Für die Gesundheit ist das Ganze mehr als die Summe seiner Teile. Darum sollten Sie die Antioxidanzien immer in Kombination nehmen. Wenn Sie Vitamin E als Nahrungsergänzung zuführen, also 400 Milligramm pro Tag, sollten Sie das in Kombination mit Vitamin C tun, etwa ein Gramm. Dazu: 250 Mikrogramm Selen und idealerweise noch sekundäre Pflanzenstoffe. Am besten in einem ausgeklügelten guten Vitalstoffpräparat. Natürlich idealerweise, nachdem der Arzt auch mal ins Blut geguckt hat.

Obwohl es mir graut ...

... ich schreib's doch hin. Weil es für manche von Ihnen wichtig sein kann. Es geht um Nasenspülung. Es geht um eine Studie der Medizinischen Hochschule Hannover. In der gezeigt wird, dass »die sogenannte Nasendusche bei 85 Prozent von 1000 Patienten deutliche Verbesserung bei Erkältungen und Atemwegserkrankungen gebracht hat«.

Das gilt auch bei allergischen Beschwerden. Also auch bei Heuschnupfen.

Ich persönlich könnte das nicht. Möchte Ihnen aber diese hilfreiche Information weitergeben. Gespült wird mit Kochsalz. Ein halber Teelöffel auf einen Trinkbecher Wasser. Und benutzt wird eine Spülkanne aus der Apotheke.

Wenn ich lese, dass 80 Prozent der Patienten vom Erfolg überzeugt waren, dass 90 Prozent sich auch weiterhin regelmäßig die Nase spülen wollen, dann überzeugt das auch mich. Ein Glück, dass ich's nicht mehr brauche. Weil ich praktisch nie mehr erkältet bin. Eiweiß. 47 essenzielle Stoffe. Bewegung. Gute Gedanken. Ersparen mir die Nasenspülung.

> ### GEHEIMNIS GESUNDHEIT
>
> ## *Nasenspülung*
>
> Das Ganze beugt auch noch vor! Der wirksamste
> Schutz vor Erkältung ist die Nasenspülung mit physio-
> logischer Kochsalzlösung. Wer täglich spült – am bes-
> ten das ganze Jahr über –, senkt sein Erkältungsrisiko
> um 25 Prozent, so eine Studie mit 600 Freiwilligen an
> der Medizinischen Hochschule Hannover.

Viren sind hilflos

Der Mensch ist tatsächlich mächtig. Viel mächtiger. Nur
weiß er nicht immer um seine Kraft. Weiß nicht immer,
dass Viren vergleichsweise Schwächlinge sind. Dass die
Schweinegrippe kein, aber überhaupt kein Problem für
den Menschen darstellt. Darstellen sollte. Woher wir so
etwas wissen? Von einem Nobelpreisträger.

Professor A. H. Zewail ist Ägypter. Hat in Berkeley (USA)
studiert, ist Professor am CalTech in Kalifornien. Und hat
die schnellste Kamera der Welt erfunden. Auf Laserbasis.
Mit der man chemische Reaktion in Superzeitlupe sichtbar
machen kann. Ist damit berühmt geworden.

Das nützt manchmal gar nichts. Wenn man krank ist.
Auf der Nase liegt. Wie Professor Zewail 1999: Schwere
Grippe, Gliederschmerzen, Fieber. Und da erreichte ihn
frühmorgens der Anruf: »Sie kriegen den Nobelpreis.«

Schlagartig war er gesund. In seinen Worten: »Nach diesem Anruf schien das Virus abgetötet zu sein.«

Das war's. Mehr wollte ich eigentlich nicht erzählen. Haben Sie den Witz verstanden?

Das menschliche Immunsystem ist mächtig. Ungeheuer stark. Wenn Sie es nicht dauern schwächen würden. Mit schwachen Gedanken. Mit Angst, Zweifel, Müdigkeit. Der Nobelpreis ist im Leben eines Wissenschaftlers ein so ungeheurer Stimulus, eine so ungeheuerliche Freude, Bestätigung, ein Powerschub für Seele und Körper ... und natürlich auch für das Immunsystem – so stark, dass eine Grippe keine Chance mehr hat.

GEHEIMNIS GESUNDHEIT

Wer mit dem Herzen sieht, lebt 7,5 Jahre länger

Das Schöne sehen, Schönes denken ist die Voraussetzung dafür, sich gut zu fühlen, und das hält gesund – und verlängert das Leben. Eine Langzeituntersuchung der Yale-Universität an 660 Personen über 50 Jahren bestätigte: Wer mit guten Gefühlen alt wird, lebt im Schnitt 7,5 Jahre länger. Aber immer »Schönwetterdenken« ist auch nicht gut, denn wer Gefühle wie Ärger, Zorn, Angst unterdrückt, bringt im Inneren des Körpers eine Giftküche zum Brodeln. Außer: Man geht laufen!

Natürliches Antibiotikum

Ihr Zahnfleisch zeigt mir als praktischem Arzt besonders einfach und deutlich den Zustand Ihres Immunsystems. Denn Ihr Zahnfleisch ist täglich massiv Bakterien ausgesetzt. Und wird selbstverständlich mit denen fertig.

Wenn Ihr Immunsystem stimmt. Da das menschliche Immunsystem all die essenziellen Wirkstoffe braucht (es gibt 47 davon), strahlen Sie mich ja in aller Regel nach vier Wochen konzentrierter Gabe von Vitaminen und Co. dankbar an. Weil Ihr Zahnfleisch wieder gesund ist. Weil also die Entzündung schwindet und das Zahnfleisch sogar wieder wächst. Stichwort Parodontitis und Parodontose.

Einer dieser 47 Stoffe, von mir selbst jahrzehntelang unterschätzt, ist Omega-3. Omega-3 wirkt gegen Entzündung. Hilft damit auch Ihrem Zahnfleisch. Ganz neu: sogar doppelt.
   In dem Wissenschaftsjournal *Molecular Oral Microbiology* findet sich der erste Beweis, dass Omega-3 nicht nur Entzündung allgemein bremst, sondern ganz spezifisch typische Mundbakterien abtötet. Bakterien wie Streptococcus mutans, Candida albicans, Porphyromonas gingivalis. Omega-3 wirkt also – erstmals bewiesen – direkt antibakteriell. So wie ein Antibiotikum.

PS: Der Deutsche schluckt im Schnitt 0,1 Gramm täglich. Die DGE empfiehlt 1,0 Gramm. Wir empfehlen nicht, wir messen erst. Erfolg ist zu erwarten bei drei bis vier Gramm täglich.

PS 2: Erinnern Sie sich? Vitamine und Co., so behaupte ich immer wieder, wirken besser als sämtliche pharmazeutischen Präparate.

GEHEIMNIS GESUNDHEIT

Antiinflammatorisches Essen

Antiinflammatorisches Essen. Ökotrophologendeutsch. Muss man sich auf der Zunge ... Also: Bitte einfach kurz ernst nehmen. Heißt: Wirkt gegen Entzündungen. Heißt: Verlängert das Leben. Die Mittelmeer-Diät hat einen antiinflammatorischen Effekt. Studien zeigen: Personen, die die Mittelmeer-Diät einhalten, haben weniger Entzündungs- und Gerinnungsmarker im Blut. CRP ist niedriger. Schlemmen wie die Kreter früher – viel Gemüse, Obst, Fisch, Olivenöl – und man wird seine Entzündung los. Stirbt nicht an Herzinfarkt. Kriegt keine Zahnfleischentzündung. Große Rolle spielt hier: Omega-3.

Wollen Sie Opa werden?

47 essenzielle Substanzen kennt die medizinische Wissenschaft. Wenn nur eine einzige fehlt, ist der Mensch … tot. Aber was ist, wenn ein oder mehrere Stoffe nur zur Hälfte da sind?

Dann haben Sie ein Problem. Dann haben Sie nämlich verloren. Zeitlebens. Beispiel Tryptophan, eine Aminosäure, ein Eiweißbaustein: Haben Sie da zu wenig, dann sind Sie eben depressiv. Ihr ganzes Leben.

Dieser banale Zusammenhang ist für mich die wichtigste Entdeckung der Medizin überhaupt. Wird soeben bestätigt in *Clinical Nutrition*. Wo Unfruchtbarkeit erklärt wird durch einen Mangel an Omega-3-Fettsäuren. Punkt.

Wo gezeigt wird, dass unfruchtbare Männer eben signifikant weniger Omega-3 in der überlebenswichtigen Membran des Samens aufweisen. Und dementsprechend zu viel von der schädlichen Omega-6-Fettsäure.

Gemessen bereits im Blut, dann eben aber auch in den Spermatozoen. Kein Wunder: Wir wissen, dass die Zellmembran (viel wichtiger als der Zellkern – wussten Sie das?) nun einmal aus Fettsäuren besteht. Hoffentlich aus den richtigen. In diesem Fall eben nicht. Resultat: keine Kinder.

Vorsichtshalber zur Erinnerung: Omega-3 ist eine der 47 essenziellen Substanzen. Nur ein Beispiel. Ich persönlich weiß (weil ich's messe), dass Gesundheit oder Krankheit, dass Glück oder Leid entscheidend von diesen 47 Stoffen abhängt.

Und auch Zink macht sie flink

Forscher der Universität Valencia haben mal untersucht, ob die Attraktivität eines Mannes mit der Fertilität seiner Spermien zusammenhängt. Und die haben tatsächlich festgestellt, dass schöne, schlanke, attraktive Männer die vitaleren, schnelleren und gesünderen Spermien haben.

Den anderen rate ich: Neben Omega-3 macht auch Zink Spermien flink. Klappt's mit der Fortpflanzung nicht: abnehmen, Sport treiben, Zink nehmen. Zink fördert die Bildung von Testosteron (nachweislich!). Männer mit geringer Zinkzufuhr aus der Nahrung haben auch einen geringeren Testosteronspiegel. Und Zink macht mehr Samenflüssigkeit und fittere Samen. Steckt in Fleisch, Geflügel, Eier, Käse, Milch – und einem guten Zinkpräparat aus der Apotheke (Zink-Histidin wird gut vom Körper aufgenommen). Und nie vergessen: Messen im Blut ist besser. Nur dann dürfen Sie Erfolg erwarten.

Übergewicht macht empfindlich

Übergewicht macht schmerzempfindlich. Übergewichtige leiden sehr viel stärker an einer Migräne.

Rheumaempfindlich. Denn Fettzellen produzieren Entzündungsstoffe (Cytokine), die ihrerseits die Gelenke entzünden.

Krebsempfindlich, wie Professor M. Karin von der University San Diego betont. Nach Professor Karin »gibt es mittlerweile kaum noch Zweifel daran, dass Übergewicht tatsächlich mit einem erhöhten Krebsrisiko einhergeht. Betroffen sind insbesondere Darm, Bauchspeicheldrüse, Nieren.«

Und jetzt auch die Leber. Professor Karin war aufgefallen, dass insbesondere Leberkrebs bei Übergewichtigen besonders häufig auftrat. Und er hat dies am Modell der Maus weiter untersucht. Sein Ergebnis: Jeder Übergewichtige hat eine leichte chronische Entzündung der Leber. Dies geht zum einen zurück auf die verstärkte Fetteinlagerung, zum anderen auf die größere Menge entzündungsfördernder Botenstoffe im Blut.

Und deshalb lösen bei übergewichtigen Tieren bereits geringe Dosen von krebserregenden Chemikalien (die wir Menschen ja täglich essen) Tumorwachstum aus. Bei schlankeren Tieren haben diese gering schädlichen Chemikalien noch keinen gesundheitsschädigenden Effekt.

Heißt also: Der Übergewichtige lebt gefährlich.

Wundheilung und das Pflaster namens Vitamin C

Chirurgen (an der Universität Erlangen) haben ja schon vor Jahren entdeckt, dass Vitamin C, drei Gramm täglich, nach der Operation die Wundheilung massiv beschleunigt. Einen Erklärungsversuch haben nun Forscher der Universität von Leicester unternommen und gefunden: Hautzellen, die mit Vitamin C in Berührung kommen, verändern ihr Genmuster. Sie aktivieren nämlich die Gene, die für die Regeneration der Haut verantwortlich sind.

Genauer: Vitamin C regt bestimmte Hautzellen (Fibroblasten) zur Teilung an und lässt sie in das Wundgebiet wandern. Hinzu kommt, dass Vitamin C die Fähigkeit dieser Fibroblasten erhöht, potenziell krebserregende DNA-Verletzungen zu reparieren.

All dies gilt selbstverständlich weltweit mit Ausnahme von Deutschland. Hier bei uns ist Vitamin C »überflüssiger Quatsch«, wie mir soeben ein Internist versichert hat. Ein Deutscher. Tja. Meine Karnickel machen sich ungefragt zehn Gramm täglich und bekommen Krebs … nie! Beim Menschen wundern wir uns über eine rapide Zunahme.

PS: Ein Raucher hat praktisch kein Vitamin C im Blut. Fragen Sie doch mal einen Chirurgen zum Thema Wundheilung beim Raucher.

Quälende Neurodermitis

Wer an ihr leidet, weiß Bescheid. Muss man nicht beschreiben. Wenn der eigene kleine Wutzel, das eigene Kind, betroffen ist, zerreißt es einem die Seele. Und man sucht Hilfe. Man fragt um Rat. Man wartet in Ambulanzen. Besucht Spezialkliniken. Und muss im Lauf der Jahre erkennen: Die Schulmedizin versagt. Wieder einmal. Wie so oft.

Doch bitte Vorsicht: Das liegt doch nicht an der Schulmedizin. Das liegt an Ihren Erwartungen an dieselbe. Die Schulmedizin ist ein festes, solides Gebäude, das mit bestimmten krankhaften Zuständen, meist akuter Art, hervorragend fertig wird. Aber leider viel zu selten auf chronische Erkrankungen eingeht. Auf Zustände. Auf Lebenszustände. Eine Neurodermitis ist solch ein quälender Zustand. Der aber selbstverständlich auch geheilt werden kann. Nur eben – höchst selten – im Gebäude der Schulmedizin.

Eher durch **Frohmedizin.** Also durch eine Veränderung des Lebensstils. Die ja, wissen wir dank Professor Ornish, unseren genetischen Apparat verändert. Und damit krankhafte Zustände heilt. Wie mir soeben eine junge Frau aus Berlin mit vielen, vielen Ausrufezeichen glücklich bestätigt. Neugierig?

> »Erkältung – kenne ich nicht mehr. Seit ich vor zwölf Jahren Ihr Ernährungsprogramm gelesen habe und seitdem Vitamine … nehme. Ich bin Ihnen dankbar bis in die Ewigkeit, habe so viel positive Veränderungen seitdem bemerkt, zum Beispiel die komplette Befreiung von einer bis dahin quälenden Neurodermitis.«

Komplette Befreiung. Das sagt kein kalter Wissenschaftler, das sagt keine Uniklinik, das sagt der gequälte Mensch selbst. Die eine Zeile schlägt jede wissenschaftliche Studie.

Tausend Tode – muss man sterben?

Jeden Tag sterben in Deutschland an Krebs 591 Menschen, am kranken Herz oder Hirn 977 Menschen. Jedes Jahr sterben 216 010 an Krebs. 356 729 an Erkrankungen des Herz-Kreislauf-Systems. An Herzinfarkt 60 736. Und da kümmert sich unsere Regierung rührend und emsig, kümmert sich die Presse aufgeregt und sensationsgierig um ein paar hundert Schweinegrippe-Tote. Die deutsche Presse schreibt nichts über die ungeheuerliche Tatsache der täglich 591 Krebstoten, der täglich 166 Herzinfarkttoten. Gilt als normal. Das Schlimme ist: Gilt als normal in der Medizin. In den Krankenhäusern, bei den Chefärzten, bei den Professoren. Ist eben so.

Entweder wissen wir nicht oder wir vergegenwärtigen uns nicht, dass es diese Zahlen im gesamten Tierreich nicht gibt. Und wenn Darwin Recht hat – und er hat Recht –, darf es diese Toten auch beim Menschen nicht geben.

Gäbe es auch nicht. Wenn Sie leben wie die anderen Lebewesen auf diesem Globus auch. Wenn Sie also täglich herumrennen, genetisch korrekt essen und immer wieder mal vor sich hin träumen.

Dass dieses Wissen, dass diese typischen Forever-young-Ratschläge wirkungslos im blauen Himmel über Deutschland verpuffen, erkennen Sie an der folgenden kleinen Story (*Spiegel* 3/2010):

»Behrend ist 52 Jahre alt, als seine rechte Hand nach dem Abendbrot taub auf dem Teller liegen bleibt. Das Bein zieht er nach, er nuschelt, der Mundwinkel hängt schlapp herab – ›ein Schlägle‹.

Für den Kettenraucher ist der Schlaganfall kein

Grund, sein Leben zu ändern. ›Mit der anderen Seite der Lippen konnte ich die Kippe ja noch halten.‹«

Wir unterschätzen Drogenabhängigkeit: Alkohol, Nikotin, Kohlenhydrate …

Lohnt Gemüse?

Soll ja gesund sein. Wegen der vielen gesunden Inhaltsstoffe. Auch der Vitamine. Aber kann man direkt und unmittelbar beweisen, dass sich erhöhter Gemüsekonsum lohnt?

Ja. Kann man. Am Beispiel Krebs. Und das hat Professor Brinkman vom Cancer Council Victoria in Australien getan. Unterstützt von der NIH in den USA.

Professor Brinkman hat die Ernährung von 322 Menschen mit Blasenkrebs studiert. Sehr genau. Und dann verglichen mit 239 Gesunden. Hat die Ernährung auf den Vitamingehalt untersucht.

Resultat: Menschen mit der höchsten Vitamin-E-Aufnahme (mehr als 193 Milligramm pro Tag) hatten 34 Prozent weniger Blasenkrebs.

Bei der Untersuchung von Rauchern (besonders anfällig) fand Professor Brinkman einen klaren Zusammenhang zwischen **Vitamin E, Carotinoiden** und **Vitamin B3.** Die Menschen mit dem höchsten Vitaminkonsum hatten 42 Prozent, 38 Prozent und 34 Prozent weniger Blasenkrebs.

Obst und Gemüse lohnen also. Bewiesen an einem sehr einfachen, klaren Modell: Blasenkrebs.

Anmerkung: Daran ist mein Nachbar gestorben. Schwerer Raucher. Zusammenhang bekannt. Ich habe mir immer vorgestellt, wie der Körper, wie seine Nieren versucht haben, ihn zu entgiften. Und wie das Gift jeden Tag stundenlang in der Blase konzentriert gesammelt wurde … Idee: Wenn dort in der Blase statt Gift Schutzstoffe angereichert wären?

GEHEIMNIS GESUNDHEIT

Einfach nicht glauben!

Es lohnt sich wirklich, täglich viel mehr Gemüse zu essen. Auch wenn mal wieder in der Zeitung steht: Gemüse schützt doch nicht vor Krebs. Wahr ist: Nichts liefert mehr Antioxidanzien in vergleichbar ausgeklügelter Kombination und optimaler Wirkung. Neben Vitamin C und E versorgt es uns mit hochwirksamen Carotinoiden und Flavonoiden. Kein Lebensmittel hat so eine hohe Radikalentschärfungskapazität wie Obst und Gemüse – vor allem wenn es mit kräftiger Farbe gesegnet ist. In den USA misst man die antioxidative Kapazität der Lebensmittel und filtert die besten Lieferanten heraus: Dörrpflaumen, Rosinen, Blau- und andere Beeren, Knoblauch, Grünkohl, Spinat, Rosenkohl, Alfalfasprossen, Brokkoli, Avocados … Auch Traubensäfte und Tee tragen wunderbar zur Versorgung bei.

Vitamin D gegen die Schweinegrippe

Auch Schweinegrippe ist eine Art von Erkältung. Ist ein Virusinfekt. Wie die normale Grippe. Und wenn man – völlig zu Recht – Angst vor der Schweinegrippe hat, dann stärkt man am besten das Immunsystem. Möglichst effektiv.

Wie das funktioniert, zeigt eine glaubhafte US-Studie zum Vitamin D. Glaubhaft deshalb, weil hier im Blut gemessen wird. Bei 19 000 Menschen. Resultat: »Menschen mit hohen Vitamin-D-Spiegeln über 30 ng/ml waren zu einem Drittel seltener erkältet als jene mit Werten unter 10 ng/ml.«

Was lernen wir daraus? Dass man Vitaminspiegel bitte erst misst, bevor man einfach nimmt. Vielleicht braucht man sie ja gar nicht … Freilich sagt mir die tägliche Praxis, die Lebenserfahrung, dass das Robert-Koch-Institut in Berlin (immerhin die erste Adresse in Deutschland) Recht hat, wenn es verkündet, dass etwa 70 Prozent der Deutschen zu wenig Vitamin D haben.

Auch über Asthmatiker sagt uns die Studie etwas: Asthmatiker sind ja noch empfindlicher, noch anfälliger, sind Risikopersonen (hätten also gegen Schweinegrippe geimpft werden sollen). Dass das stimmt, weiß ich von meinem Sohn. Die Vitamin-D-Studie ergibt: »War Vitamin D unter 10 ng/ml, berichteten die Asthmatiker zu 59 Prozent über eine kürzliche Erkältung. War Vitamin D über 30 ng/ml, also im Normbereich, hatten nur 22 Prozent eine Erkältung erlebt.«

Vitamin D, das natürliche Antibiotikum. Scheint etwas dran zu sein. Ein einfacher Weg, sein Kind in der Grippezeit ein bisschen besser zu schützen.

Sichtbares Immunsystem

Haben Sie ein Bild von Ihrem Immunsystem? Das Bild, mein Bild zum Immunsystem besteht aus fünf Wörtern.

1. Eiweiß, 1,5 kg: Ihr Immunsystem besteht aus 1,5 Kilogramm Eiweiß. Die Konsequenz ist klar. Wenn Ihr Körpereiweiß, Ihr im Blut messbares Gesamteiweiß, tief ist, haben Sie ein kleines Immunsystem. Und wenn Sie ein hohes Gesamteiweiß messbar im Blut mit sich herumtragen, haben Sie ein großes Immunsystem. Das Sie vor Krankheit schützt.

2. Sauerstoff: Aktiviert Ihr Immunsystem. Der stärkste Reiz für vermehrte Sauerstoffzufuhr ist Bewegung. Bis zu zehnmal mehr Sauerstoff durchflutet den bewegten Körper und macht Ihre Immunzellen um den Faktor 5 bis 6 wirkungsvoller, aktiver, aggressiver gegenüber Feinden wie das Schweinegrippevirus.

3. Vitamine: Vitalstoffe wie Vitamine, Mineralien, Spurenelemente, früher einfach nur Obst genannt, sind entscheidend für ein kompetentes, ein funktionierendes Immunsystem. Nicht umsonst finden Sie in den für Krebskranke spezialisierten Kliniken als Hauptnahrungsmittel Obst. Ich habe das selbst an meinen Kindern überzeugend erlebt. Nach täglicher Vitamingabe kaum mehr Infekte.

Für Kinder eigentlich undenkbar. Und noch immer essen 96 Prozent Ihrer Mitbürger – Sie natürlich machen's richtig – nicht ausreichend Obst. Das gilt auch für Gemüse.

4. Impfung: Stimuliert Ihr Immunsystem. Sie kennen das Prinzip: Bringen Sie Ihren Körper in Kontakt mit dem Feind, zum Beispiel dem Pockenvirus, abgeschwächt, dann kämpft er dagegen, wird mit dem Eindringling fertig, entwickelt Abwehrstoffe. Und Sie werden immun. Das Prinzip ist genial. Leider kennen Sie nicht alle Feinde, die in Zukunft auf Sie zukommen werden. Sie können sich nicht gegen alles impfen lassen. Der Ausweg heißt Breitbandimpfung. Ständig, jeden Tag. Tun Kinder. Essen im Sandkasten Schmutz direkt aus der Hand. Auch mal Würmer. Und darum trinke ich beim Joggen aus jeder Schmutzpfütze.

5. Geborgenheit: Ist das Wichtigste. Wer Angst hat, sich verfolgt fühlt, unter Druck steht, hohe Cortisolspiegel hat, wird krank. Das Gegenteil aber ist auch wahr. Drum ist meine Oma in die Abendmesse gegangen. Hat all die Sorgen des Tages bedacht und dann … abgegeben. Über die Schulter geworfen. Kümmere Du dich darum. Und ist sorgenfrei ins Bett gestiegen. Und Sie grübeln und wälzen die Sorgen die ganze Nacht und wundern sich … Wenn Ihnen der Begriff Abendmesse nichts sagt, dann lernen Sie eben meditieren. Hat die gleiche Wirkung. Oder was glauben Sie, was Gregorianische Gesänge sind? Meditation pur.

Und: Vitamin D gegen Morbus Crohn

Morbus Crohn ist in den sonnenärmeren Ländern eine häufige Darmerkrankung. Eine Darmentzündung. Mit blutigen Durchfällen. Und da wir die Ursache nicht kennen, auch nur schwer zu behandeln.

Wie viele junge Menschen habe ich an der Universität Erlangen trotz Cortison, trotz Chemotherapie daran leiden sehen?

Jetzt scheint Hilfe zu kommen. Natürlich aus der Genforschung. Aber eben ein bisschen anders, als die Pharmaindustrie das gerne sehen würde. Die Hilfe kommt vom »Vitamin-D-Professor« J. White, einem Endokrinologen an der Universität Montreal. Er beschreibt, dass Vitamin D zwei Gene aktiviert, nämlich

BETA-defensin2 sowie NOD2.

Beide aktiv in der Wand des Darmes. Beide bekämpfen Bakterien, die die Darmwand durchdringen wollen. Genau dieses Eindringen wird vom Vitamin D verhindert. Wir lernen gerade etwas über ein zweites Immunsystem an den Trennwänden im Körper (Lunge, Darm), das das Eindringen von Erregern verhindert, bevor diese dann im Körper Entzündungen und autoimmune Prozesse anstoßen.

Kurz und gut: Vitamin D verhindert Morbus Crohn wie andere entzündliche Darmerkrankungen, wie Professor White und Professor Servant eindrucksvoll bewiesen haben.

Mein Kommentar: Vitamine sind stärker als jedes Pharmapräparat. In zehn Jahren wird diese Nachricht auch nach Deutschland dringen.

Vitamin D fehlt 70 Prozent

Das Interesse an Vitamin D wächst und wächst und wächst. Inzwischen wird Vitamin D bereits »das Antibiotikum der Natur« genannt. Und als »der wohl entscheidende Stoff für globale Gesundheit« bezeichnet. Wobei Prof. A. Gombart von der Oregon State University feststellt, dass etwa 70 Prozent der amerikanischen Bevölkerung zu tiefe Vitamin-D-Spiegel im Blut hätten. Eine Zahl, die laut Robert-Koch-Institut, Berlin, ja auch für Deutschland gilt. Kurze Zwischenbemerkung: Dann müssten also 70 Prozent aller Deutschen, die eine Arztpraxis besuchen, Vitamin D verschrieben bekommen. Ist das der Fall? Wozu haben wir dann ein Robert-Koch-Institut?

Vitamin D spielt eine entscheidende Rolle bei Ihrer Immunabwehr. Stichwort Schweinegrippe. Vitamin D reguliert aber auch unser autoimmunes System. Dies erklärt, weshalb Vitamin D im Säuglingsalter die spätere Bildung von Diabetes Typ I verhindert oder weshalb ein genügend hoher Vitamin-D-Spiegel in der Schwangerschaft die Entwicklung von multipler Sklerose verhindert. Gilt auch für Psoriasis oder Rheuma. Deshalb sollte eigentlich kein Patient die Arztpraxis verlassen, ohne dass sein Vitamin-D-Spiegel im Blut bestimmt wurde. Vitamin D ist das Sonnenvitamin. Schon bei den alten Ägyptern war die Sonne das Lebenssymbol. Wie wahr.

Magnesium gegen Zahnfleischschwund

Parodontitis heißt die Entzündung Ihres Zahnfleisches. Laut Deutscher Gesellschaft für Parodontologie sind 45 bis 65 Prozent der erwachsenen Deutschen daran erkrankt.

Was viele nicht wissen: Diese Entzündung, diese dort nistenden Bakterien sind ein erhöhtes Risiko für Gefäßerkrankungen wie Herzinfarkt, Schlaganfall, aber auch für Atemwegserkrankungen (Bronchitis).

Erst kommt die Parodontose, also der Zahnfleischschwund, dann die Parodontitis, die bakterielle Entzündung. Gehört alles zum zahnärztlichen Alltag.

Wenn dann ein Zahnprofessor einer 47-jährigen Patientin sagt: »Nichts. Völlig gesund. Sie haben das Zahnfleisch einer 17-Jährigen«, dann freut sich nicht nur die Patientin, dann höre ich mit ganz gespitzten Öhrchen zu. Kann ich da noch was lernen? Von meiner Ehefrau? Also habe ich nachgefragt. Die Dame führt das auf täglich drei Beutel Multivitaminpräparat zurück. Das glaube ich sogar, weil ich meinen Patienten mit Parodontitis regelmäßig und zuverlässig mit dem Ratschlag helfe: zwei Wochen lang vier Fläschchen Multivitamine täglich. Das war's.

Aber das Neue hört nie auf: In diesem Jahr ging der bekannte Miller-Preis an die Universität Greifswald. Weil die Wissenschaftler dort an 4000 Patienten zeigen konnten, dass »bei ausreichend hoher Magnesiumkonzentration im Blut (gemessen!) weniger Entzündungen des Zahnfleischs auftraten«.

Das Fazit dieser Studie lautete: Magnesium schützt vor Parodontose und damit vor Infarkt, Schlaganfall und Co. War mir neu. Freut mich. Seit die AOK Bayern mir (anklagend) mitgeteilt hat, dass ich der Arzt mit der höchsten Magnesium-Verschreibungsquote im Lande wäre. Ja mei: Auch mir hat Magnesium ein neues Leben geschenkt. Frei von Migräne, Tinnitus und Hörsturz. Jetzt neu: auch von Parodontitis.

GEHEIMNIS GESUNDHEIT

Nehmen Sie Magnesium

Magnesium: das Salz der inneren Ruhe, das Salz der Belastbarkeit. Bestimmt die Anzahl der Kraftwerke (Mitochondrien) in der Zelle. Stellt Blutgefäße weit, ermöglicht optimale Sauerstoffversorgung des Körpers. Magnesium verhindert Gefäßspastik, also Angina pectoris, Migräne, Tinnitus. Magnesiummangel bedeutet typische Müdigkeit, Leistungsschwäche, Schlafstörungen (nicht abschalten können). Magnesiummangel ruft Blutarmut hervor, da die Lebensdauer der roten Blutkörperchen verkürzt wird. 90 Prozent der Herzinfarktpatienten haben zu wenig Magnesium. Magnesium fördert die Produktion von jung und schlank haltendem Wachstumshormon – und senkt das Risiko für Diabetes um 76 Prozent.

Kennen Sie Ihren Magnesiumspiegel? Forever-young-Leser wissen: »Magnesium normal« ist 0,70 bis 1,10. Und Frohmedizin beginnt bei 1,00. Da nämlich hat meine Migräne aufgehört. Und bei 1,04 mein Tinnitus.

Warzen kann man wegzaubern

Alles wird so einfach, wenn man die Grundidee verstanden hat. Das Grundprinzip der Chemiefabrik, die Sie Ihren Körper nennen. So wie die ganze unbelebte Natur aufgebaut ist aus rund 100 chemischen Elementen, also Grundbausteinen, so braucht nun einmal Ihr Körper 47 essenzielle Stoffe. Auch Grundbausteine.

Sie kennen meinen Satz: Wenn einer dieser Stoffe fehlt, sind Sie tot. So weit ist alles klar. Was aber passiert, wenn ein Stoff nur zur Hälfte da ist? Wenn Sie also einen tiefen Magnesiumspiegel haben? Dann sind Sie eben Ihr Lebtag innerlich unruhig. Haben Migräne. Bekommen Tinnitus. Sind also ein ganz normaler, durchschnittlicher deutscher Bürger.

Oder wenn Sie nur die Hälfte Tryptophan, eine essenzielle Aminosäure, im Körper haben? Dann gehören Sie eben zu dem einen Drittel der Deutschen, die depressiv werden. Traurig gestimmt. Keine Freude mehr am Leben haben. Mit heruntergezogenen Mundwinkeln herumlaufen (gucken Sie mal in die Zeitung!).

Wenn man dieses Grundprinzip einmal verstanden hat, dann kümmert man sich einfach. Um genau diese 47 Stoffe. Sehen Sie, das steckt hinter dem Brief, den ich Sie – mit stiller innerer Freude – kurz einmal mitlesen lasse:

»Ich habe vor einiger Zeit des Öfteren mal ein dickes und rotes Auge gehabt. Meistens tat es abends weh, und morgens bekam ich es kaum noch auf. Meine Ärztin gab mir Allergietabletten. Ich begann dann verstärkt auf meine Zinkzufuhr zu achten. Zudem achtete ich penibel darauf, wirklich jeden Tag Omega-3 zu nehmen. Und siehe da: Ich habe seit langem keine Probleme mehr. Aber was das eigentlich Erstaunliche an der Sache ist: Ich habe seit vielen Jahren Ärger mit kleinen Warzen, die sich überall an Armen und Beinen ausbreiteten. Eine Hautärztin laserte mir die Dinger weg. Aber das half nichts. Nun sind sie plötzlich alle verschwunden. Und das auf so natürlichem Wege: Omega-3 und Zink.«

Wie war das? Allergie weg. Warzen weg. Ohne Allergietablette. Ohne ständiges Lasern. Einfach gesund!

Das Leben ist einfach. Wir wissen es bloß nicht.

GEHEIMNIS GESUNDHEIT

Vitamine gegen Allergie

Forscher der University of Texas fanden heraus: Pollen allein machen keine Allergie. Nur wenn gleichzeitig zu viele freie Radikale (aggressive Sauerstoffmoleküle) in der Schleimhaut freigesetzt werden, kommt es zur Immunantwort – zur allergischen Reaktion, zum Asthmaanfall. Dem kann man vorbeugen mit Vitamin C, E, Biostoffen aus der Pflanze und Selen. Mit Antioxidanzien also. Solange wir falsch essen – Fertigprodukte statt Lebensmittel der Natur –, nehmen Allergien zu. Die texanischen Forscher nehmen an: Ein dauerhaft erhöhter Spiegel an Antioxidanzien schützt vor Allergien. Und wie erhöht man seinen Antiallergiespiegel? Indem man mal den Antioxidanzienstatus vom Arzt messen lässt, gesund isst – und die gesunde Nahrung so lange ergänzt, bis der Spiegel oben ist. Bis man keinen Asthmaanfall, keinen Hautausschlag mehr kriegt.

Bewegung statt Koloskopie?

Wir sprechen über Dickdarmkrebs. Häufig in Deutschland. Jedes Jahr 73 000 Menschen. Es sterben daran jedes Jahr 27 000 Menschen. Jeder Mensch ein Schicksal. Was sagt der Lebenspartner? Was sagen die Kinder? Oder, falls das Kind betroffen ist, was sagen die Eltern? In jedem einzelnen Fall tiefstes Leid, Tränen, Verzweiflung. 27 000 Mal jährlich.

Da gibt's die Vorsorge. Glücklicherweise hat diese stark zugenommen dank des Engagements der Felix-Burda-Stiftung. Die ja zusammenarbeitet mit der Kassenärztlichen Vereinigung, mit den Krankenkassen. Und die die Darmkrebsvorsorge auch bei Galaabenden ins Bewusstsein gerückt hat. So, dass knapp 15 Prozent der »gesetzlich Versicherten mit Anspruch« die Vorsorgekoloskopie genutzt haben. Immerhin? Oder nur?

Resultat: Laut Übersichtsartikel in *WAMS* Nr. 8 sterben also von den 73 000 mit Darmkrebs jährlich 27 000. Und die Zahl wäre um rund 1000 höher, wenn die Vorsorgeuntersuchungen nicht deutlich angestiegen wären. Immerhin. 1000 Leben gerettet.

Das sind 4 Prozent.

Gleichzeitig finden Sie alle im berühmten *British Journal of Cancer* das Ergebnis der ersten umfassenden Metaanalyse. Da wurden 52 Studien zum Colonkarzinom ausgewertet.

Alle 52 Studien ergaben das gleiche positive Bild: Bewegung schützt vor Dickdarmkrebs. Also Laufen oder Schwimmen oder auch körperlich fordernde Arbeit. Die Forscher stellen fest, dass regelmäßige Bewegung das Risiko um bis zu 24 Prozent senkt.

Also 24 Prozent.

Ich sag jetzt nicht: Weshalb propagieren diese Organisationen denn nicht Bewegung statt Koloskopie gegen Dickdarmkrebs? Ich bleibe moderat: Mit dem gleichen Aufwand wie für Koloskopie sollte doch auch für Bewegung geworben werden. Und nicht nur so nebenbei.

24 Prozent gegen 4 Prozent.

Das überzeugt.

Und jetzt Vitamin B6

B6 gehört zum »Dreieck des Lebens« (Zitat Prof. O. Stanger). Gehört zur Kombination Folsäure, Vitamin B6, Vitamin B12, die das gefährliche Homocystein senkt. Gefährlich, weil das auch Demenz macht (Framingham-Studie). Demenz scheint mehr und mehr Deutsche zu beschäftigen. Wie ich am Sonderheft *Spiegel* erkenne.

Hier aber geht es um B6 und Darmkrebs. Eine Metaanalyse, also eine Sammlung von 13 Studien aus den USA, Europa und Asien. Sie ahnen natürlich bereits, was jetzt kommt:

Neun Studien haben B6 im Essen abgeschätzt, vier Studien haben es direkt im Blut gemessen. Fasst man das alles zusammen, sinkt das Risiko für Dickdarmkrebs von 0,90 (geringste Menge Vitamin B6) auf 0,52 (höchste Menge Vitamin B6). Das Risiko sinkt also um 38 Prozent.

Nimmt man nur die Studien, in denen B6 tatsächlich im Blut gemessen wurde, also die wirklich genauen Studien, dann sinkt das Risiko

um 49 Prozent

für jeden Anstieg um 100 pmol/ml Vitamin B6 im Blut. 49 Prozent weniger! Für mich ein überwältigendes Ergebnis.

Freilich, wenn man wissenschaftlich genau hinschaut: Das ist immer nur ein Hinweis. Kein eindeutiger Beweis. Aber wenn's ums Leben geht, genügt mir jeder begründete Hinweis. Immer deutlicher wird: Vitamine und Co. schlagen die Pharmaindustrie um Längen.

Warum Selen?

… fragte der Hausarzt seinen Patienten. Als dieser Selen im Blut gemessen haben wollte. Weshalb soll man Selen im Blut messen? Weshalb soll man es eventuell sogar einnehmen?

Ach, Kinder!

Natürlich könnte ich beginnen mit der »Leichtigkeit des Seins«. Die sich einstellen kann bei richtigem Selenspiegel. Weil Selen – wie jeder Zahnarzt weiß – lähmende Schwermetalle aus dem Körper entfernt. Weil Selen – wie jeder Endokrinologe weiß – entscheidend ist für das aktive Schilddrüsenhormon. Weil Selen also das Hüpfgefühl der Kinder wiedergeben kann. Ich hab's doch persönlich erlebt.

Wissenschaftler sehen das Thema viel ernster. Viel düsterer. Nix Leichtigkeit. An der Universitätsklinik Würzburg beschäftigt man sich mit Selen und Krebs. Beschäftigt sich also …

»… mit der Bedeutung, die aggressive Spielarten des Sauerstoffs bei der Tumorentstehung und dem Tumorwachstum haben. Im Mittelpunkt stehen Schutzmechanismen zur Erhaltung der DNA-Stabilität. Hierbei nehmen das essenzielle Spurenelement Selen und selenhaltige Proteine (Selenoproteine) eine zentrale Rolle ein. Die Arbeitsgruppe hat bereits gezeigt, dass in bestimmten Dickdarmgeschwulsten (Adenomen) im Vergleich zu normalen Zellen desselben Patienten fast überhaupt kein Selenoprotein P mehr gebildet wird.«

Selen ist in meinen Augen tatsächlich der stärkste Einzelschutz, den wir gegen Krebs haben. Für uns Deutsche deshalb so wichtig, weil wir hier benachteiligt sind. Weil unsere Böden nun einmal selenarm sind. Weil wir nun einmal im Blut ungefähr 80 ng/ml haben, der durchschnittliche Amerikaner aber 160, der Kanadier 190 ng/ml. Und Krebsschutz laut Literatur so etwa ab 135 eintritt.

Die Würzburger Wissenschaftler sind dem auf der Spur. Ich nehme Selen lieber gleich. Heute.

GEHEIMNIS GESUNDHEIT

Der Selbstmord der Krebszellen

Selen aktiviert Enzyme, die freie Radikale entschärfen, und schützt so das Erbgut vor Entartung. Und: Selen löst in der Krebszelle ein Selbstmordprogramm aus, die Apoptose.

Wunschthema Alkohol

Da wünscht sich doch einer meiner Leser mal wieder einen Artikel von mir zum Thema Alkohol. Habe ich gestutzt. Ein bisschen gebraucht. Hab dann im Lexikon nachgeschlagen. Alkohol, Alkohol …was issn das? Hab mich belesen. Aaaaah ja!

Also gut.

Das Neueste zum Thema stammt von Frau Prof. R. Huxley, die einfach 103 (einhundertunddrei) Studien zwischen 1966 und 2008 in einen Topf geworfen und dann ausgewertet hat. Ergebnis: Die zweithäufigste Krebserkrankung in Deutschland, der Darmkrebs, nimmt um 60 Prozent zu, wenn Sie mehr als sieben Portionen Alkohol pro Woche zu sich nehmen. Mehr als sieben Glas von irgendetwas.

Interessant dann der Vergleich: Jeweils um 20 Prozent steigt Ihr Risiko für Darmkrebs, wenn Sie rauchen … oder Übergewicht haben … oder zuckerkrank sind … oder zu viel rotes Fleisch essen. Jeder einzelne Punkt bringt 20 Prozent. Also zusammen 80 Prozent. Kommen da noch ein paar Glas »guten Rotweines« hinzu … haben Sie gewonnen. Bingo!

Aber immerhin bemerkenswert der Unterschied zwischen Rauchen und Alkohol.

20 Prozent gegenüber 60 Prozent. Dieses ungeheuerlich große Risiko, dank Bier oder Wein an Dickdarmkrebs zu sterben, sei »weitgehend nicht bekannt«, so Prof. Huxley.

Hä? Wos is?, fragt der Bayer …

Selbstverständlich steckt in den 103 ausgewerteten Studien auch ein bisschen Frohmedizin: Kaum fangen Sie das Laufen an, schützen Sie sich vor dem Dickdarmkrebs. Wissenschaftlich einwandfrei bewiesen. Freilich ist Laufen in Krankenhauskreisen altmodisch und unmodern. Dort empfiehlt man Ihnen die regelmäßige Koloskopie. Empfiehlt Ihnen, sich einen langen schwarzen Schlauch hinten hineinschieben zu lassen. Um den Tumor »rechtzeitig« zu erkennen. Und abzutragen.

Dass regelmäßiges Laufen den Tumor gar nicht erst ent-
steht lässt … na, na, na, »wo bleib denn dann ich?« Hat
ja schon Frau Heide Simonis so unnachahmlich formuliert. Da wären die Ärzte ja überflüssig!

Der Aber-Glaube

Täglich lese ich so viele interessante Briefe. Von Ihnen.
Und lerne so unendlich viel. Danke! So lese ich heute über
ein Alten- und Pflegeheim. Dort gäbe es »… bekanntlich arme Menschen, die Decubitus – offene Wundliege-
geschwüre – haben. Auch offene Beine – Ulcus. Da wird
meist gecremt usw. mit mäßigem Erfolg.«

Vor solch schrecklichen Bildern müssen Sie nicht gleich
zurückschrecken. Kann Ihnen sehr wohl auch passieren.
Auch ich persönlich – federleicht, sportlich gestählt, aber
wochenlang bewegungsunfähig – habe offene Wundge-
schwüre bekommen. Die dann schwarz wurden. Mich
monatelang gequält haben. Wie gesagt: nichts Besonderes,
bisher. Nur geht der Brief ein bisschen weiter. Und dann
wird er nur noch schön:

»Nun hat meine Frau (die dort arbeitet) einen Versuch gestartet mit zweimal Eiweißshake am Tag. Nach
einem knappen halben Jahr: Kein Decubitus und Ulcus mehr. Keine offenen Stellen. Das hätten wir nie
gedacht. So ein durchschlagender Erfolg.«

Was Sie da soeben lesen, ist ein wissenschaftlicher Beweis. Unschlagbar. Nicht an Ratten oder Mäusen im Labor, sondern an lebenden Menschen bewiesen. Das ist Evidenz-based-Medizin.

Wenn Sie jetzt mit mir jubeln und glauben, dass nun offene Geschwüre in deutschen Altenheimen nicht mehr vorkommen, dann haben Sie den typisch menschlichen Aberglauben unterschätzt. Wir glauben an das Aber. Wenn Sie dieses Ergebnis einem Chefarzt mitteilen, wird der erste Satz dieses Chefarztes sein: »Aber …!«

Und nichts wird passieren. Außer die *Bildzeitung* übernimmt. Also Sie, die Bevölkerung. Dann allerdings würde eine Sensation auch als Sensation erkannt.

GEHEIMNIS GESUNDHEIT

Misstrauen Sie jedem Arzt,

der »Aber« sagt. Vor allem dann, wenn Sie von handfesten, sichtbaren Heilerfolgen sprechen, die Sie selbst an sich oder anderen erlebt haben, die aber nicht von der Schulmedizin wissenschaftlich überprüft worden sind – oder deren wissenschaftlichen Beweise, was auch oft vorkommt, dem Arzt noch nicht untergekommen sind.

Und wie laufen Sie denn?

Laufschuhe schaden Ihnen. Das ist das Fazit einer Studie an der University of Virginia. Dort hat Professor Keenan 68 gesunde Sportler aufs Laufband geschickt. Erst mit Schuhen, dann barfuß.

Ergebnis: Mit Schuhen traten höhere Belastungen auf am Hüftgelenk, am Kniegelenk, an den Fußgelenken. In Zahlen:

Die Hüfte wird durch Laufschuhe 54 Prozent stärker belastet.

Das Knie wird durch Laufschuhe 36 Prozent stärker belastet.

Verglichen mit dem Barfußlauf. Also dem Vorfußlauf. Und da kommen wir ja auch gleich zur Erklärung dieser merkwürdigen Studie:

Nicht die Schuhe schaden Ihnen. Sondern der Ihnen durch die Schuhe aufgezwungene unnatürliche Laufstil.

Was die Wissenschaftler (drum heißen sie Wissenschaftler) bis heute noch nicht wissen: Selbstverständlich kann man auch mit Laufschuhen richtig laufen. Natürlich laufen. Schlagwort heute »natural running«. Oder noch einmal ganz deutlich: Natürliches Vorfußlaufen ist federnd-gedämpftes Laufen ohne Belastung der Gelenke. Das kann man mit Schuhen genauso wie im Naturzustand, also barfuß.

Kann man. Wenn man's kann. Das ist der springende Punkt.

GEHEIMNIS GESUNDHEIT

Natürlich laufen

Lehnen Sie sich mit gestrecktem Körper und aufrechter Hüfte leicht nach vorne – Sie würden vornüberfallen, wenn sich jetzt nicht die Füße in Bewegung setzen. Das ist das richtige Laufgefühl.

Die Hüfte bleibt auch, wenn der Fuß landet, aufgerichtet. Denn fällt die Hüfte nach hinten, senkt sich auch der Körperschwerpunkt ab und verlagert sich hinter die Füße. Was zu Schwerstarbeit führen würde. Denn beim Abstoß müssten Sie dann mühsam den Körperschwerpunkt gegen die Schwerkraft wieder anheben und über die Füße bringen.

Die richtige, die leichte Laufbewegung geht nach vorne. Stellen Sie sich vor, ein goldener Faden zieht Sie vom Brustbein aus stetig nach vorne oben. Machen Sie kleine und schnelle Schritte anstatt groß und langsam.

So halten Sie den Körperschwerpunkt selbst bei der Landung hoch – und vor allem über den Beinen.

Da Beine und Arme über die Hüfte und Wirbelsäule miteinander verbunden sind, gehört zu kleinen, federnden Schritten auch ein kurzes Armpendel. Und vergessen Sie das Lächeln beim Laufen nicht. Sie sehen nicht nur netter aus, Sie entspannen sich auch automatisch, wenn Sie ein bisschen Helligkeit in Ihr Gesicht bringen.

Unbändiger Lebensmut

Denken Sie um! Orientieren Sie sich doch bitte an den Gewinnern. An Menschen, die auch tief im Sumpf gesteckt haben, aber beharrlich kämpfend wieder ans Licht stiegen. Solch ein Mensch ist Lance Armstrong. Hodenkrebs, Lungenmetastasen, Gehirnmetastasen. Hoffnungslos? Nichts dergleichen. Nur: Der hat gekämpft!

Solch ein Kämpfer hat mich soeben angerufen und schockiert. Junger Mann, 50 Jahre, vor über einem Jahr Krebs. Metastasen. Bestrahlung. Chemotherapie. Bei der jetzigen Kontrolle leider immer noch Krebs im Bauch, im Knochen. Und im Blut hat er nachweislich zuckerfressende, also aggressive Krebszellen (Labor Dr. Coy).

Dass der junge Mann sich informiert hat und selbstverständlich keine Kohlenhydrate mehr isst, verstehen Sie. Der Leidensdruck ist ja hoch genug.

Jetzt kommt's: Weshalb der mich angerufen hat? Der wollte ein paar Ratschläge. Nicht solche, die Ihnen einfallen würden. Nein, nein: Im nächsten Jahr will er Halbmarathon rennen. Aber eben in

1:15 Std.

Also in einer Stunde 15 Minuten. Da werd ich ganz nervös. Fange an, ihn zu ärgern: »Sie nicht!« Er daraufhin: »Ich schon!« Sehen Sie, das ist die entscheidende Einstellung. Der Wille zum Leben. Die richtige Vision.

Für uns Laien: Halbmarathon in 1:15 hieße Ganzmarathon in 2:30. Unglaublich. Hab ich nie geschafft.

Der junge Mann (50 Jahre) hat mir mein Wochenende verdorben. Hab mein Training sofort verdoppelt.

Bewundernswert!

Der Mensch besteht nicht aus Getreide

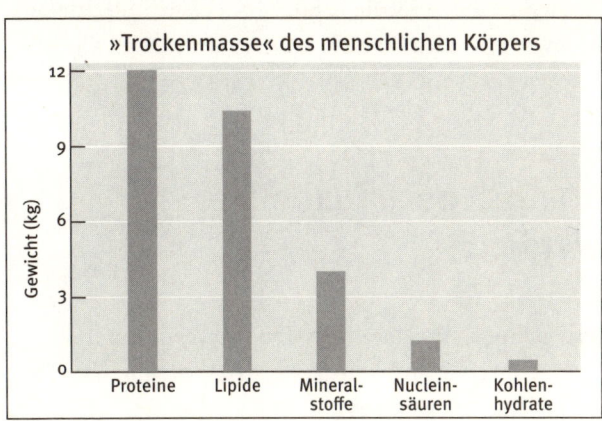

Kommentarlos legte mir mein Töchterlein (20 Jahre, Biologiestudentin) dieses Bildchen auf den Tisch.

Es zeigt uns, woraus der Mensch besteht, wenn man das Wasser abzieht. Da krieg ich glänzende Äuglein: Gucken

Sie doch mal, wie viel Mineralstoffe Sie bräuchten. Und wie viel Kohlenhydrate. Sicherlich keine 60 Prozent ...

Über den gewichtigsten Stoff muss ich Ihnen ja wohl nichts erzählen. Protein ist griechisch und heißt »an erster Stelle stehend«. Hier sieht man, wie das gemeint war.

Sicherlich macht Sie die Fett-Säule an zweiter Stelle nachdenklich: Haben die Eskimos doch Recht? Und ich frage mich: Wenn Fett so wichtig ist – was wäre erst, wenn's das richtige Fett wäre??? Omega-3-Fett? Peter Greif entdeckte, dass man auch im fortgeschrittenen Seniorenalter mit 15 Gramm Omega-3 täglich unglaubliche 350 Watt treten kann ...

Antworten werden Sie in Lehrbüchern nicht finden. In meiner Welt gilt: Ausprobieren! Ich tu's und erzähl es Ihnen.

Wer will noch Diabetiker werden?

Vielleicht ist das Ganze ja ein Kampf gegen Windmühlen? Beruht auf einem Missverständnis? Vielleicht ist das Ganze ja andersherum gedacht?

Vielleicht ist ein Diabetikertag in der Stadthalle ja eine Aufklärung, eine Gebrauchsanleitung: »Wie werde ich Diabetiker?« Und vielleicht ist die Diabetikerschokolade bei Aldi für all die von uns gedacht, die Diabetiker werden wollen?

Wie da beim Diabetikertag in der Stadthalle in den ganzen ausgelegten Unterlagen der Firmen und sonstigen Aussteller stand, dass die Diabetiker doch bitte ihren Kohlenhydratanteil weiter steigern sollten, möglichst auf 60 Prozent der täglichen Ernährung.

Und wenn man liest, dass es am Weight-Watchers-Stand Schokoriegel gibt, dass der Diabetikerstammtisch mit Waffeln und Laugenstangen bewirtet. Und dass eine Podologin (kümmert sich um Füße, die durch die Zuckerkrankheit zerstört werden) Füße aus Blätterteig backt – und verteilt …

Könnte es wirklich sein, dass unser aller Bemühen, die Diabetesseuche in Deutschland einzudämmen, auf einem Missverständnis beruht? Dass Menschen in Wahrheit diabeteskrank werden wollen?

Nein, nein, bitte nicht gleich den Kopf schütteln: Menschen schreiben in meinem Forum, dass ein Diabetiker »… meinte, dass am Gutedel (ist eine Weinsorte) kein Weg vorbeiführe, da würde er die höheren Werte in Kauf nehmen«.

In Kauf nehmen. Die Krankheit. Bis hin zur Amputation der Beine.

Versteh mir einer den Menschen.

Die Trilogie gegen Diabetes

Wer nicht Diabetes Typ 2 kriegen will, tut drei Dinge: Genetisch korrekt essen, sich viel bewegen – und mental entspannen. Der liest »Die neue Diät« – und zwar die Trilogie, das Metabolic-Power-Programm, das Rezeptbuch und das Fitnessbuch. Und: Baut Übergewicht ab, bewegt sich täglich mindestens 30 Minuten ausdauernd, vertraut seine Muskeln zweimal die Woche den Kraftmaschinen an – oder täglich meinen sieben magischen Übungen (Fitnessbuch!). Sieht Kohlenhydrate (Beilagen und Süßes) als Luxus an, isst davon nur so viel, wie der Muskel auch verbrennt. Achtet auf täglich viermal Eiweiß – und all die essenziellen Fettsäuren, die die Natur uns schenkt – im Fisch, in Samen, in der Nuss. Wer sich jung isst und bewegt, kriegt keinen Altersdiabetes.

Gesund essen – das kann man nur fühlen

Der jüngste Sternekoch Deutschlands war mit 23 Jahren Holger Stromberg. Und er wurde 2007 Koch der Deutschen Fußballnationalmannschaft.

Stromberg hat sehr, sehr merkwürdige Ansichten. Auf die Frage »Was würden Sie einem müden Journalisten um 9 Uhr morgens empfehlen?« antwortet Stromberg:

»Wenig Kohlenhydrate, nur etwas Fett, viel Eiweiß. Also: Rührei statt einer Semmel.«

Zum Frühstück! Finden Sie in keiner Frauenzeitschrift. Nicht einmal in *Brigitte*. Stromberg hat noch andere, ganz ähnliche Sätze, wie:

»Von Ernährung … haben die Leute keinen blassen Schimmer. Sie schleppen sich ab 50 zum Arzt, sind kaputt und ahnen nicht, dass zum großen Teil die Fehlernährung schuld ist.«

Fehlernährung? Ja freilich:

»Ich bin der Überzeugung, dass wir viel zu viel Mehl essen, hochgezüchtete Kohlenhydrate wie Weizenmehl. Stattdessen bräuchten wir mehr Eiweiß.«

Woher Stromberg all das weiß? Nun – er ist ein gebranntes Kind. Wörtlich:

»Ich war völlig ausgebrannt. Ich hatte Gelenkschmerzen in sehr jungen Jahren. Ich hatte dauernd irgendwelche Schwellungen. Ich bin von einem Arzt zum anderen gegangen. Physiotherapeuten, Osteopathen, niemand konnte helfen.«

Und dann landete er bei Dr. Müller-Wohlfahrt. Der hat dann ihn, den bereits Sternekoch Stromberg, über Ernährung aufgeklärt. Und was passierte?

»14 Tage später war ich wie ausgewechselt.«

Sind Eier gefährlich?

Fragen Sie mich. Fast täglich. Die Antwort gebe nicht ich, gibt nicht das Lehrbuch und schon gar nicht irgendein Professor. Die Antwort gibt die Natur oder – ein Mensch, der es tut. Der einfach Eier isst.

Und zwar 25 Eier jeden Tag. Und das Ganze 30 Jahre lang. Ununterbrochen. Wenn Eier gefährlich wären, wenn Eier das Cholesterin ansteigen lassen bis zum Herzinfarkt, wäre der Mann natürlich nach wenigen Wochen tot gewesen. Nun ... er hat's 30 Jahre durchgehalten.

Beschrieben im berühmten, natürlich englischsprachigen *New England Journal of Medicine* am 28.3.1991. Auf Englisch. Uns Deutschen also praktisch nicht zugänglich – dieses Wissen.

Dem Herren war mit 58 seine Frau gestorben. Und dann hat er halt einfach selbst gekocht. 25 Eier täglich. Der Hausarzt wusste das, hat das alles aufgeschrieben und dokumentiert: Cholesterin 200 mg/%, LDL 142, HDL 45. Erlaubt. Wissenschaftler wurden da unruhig. Haben nachgefragt. Der Mann hat angeblich normale Kost des Altersheimes plus die Eier gegessen. Tatsächlich laut Auskunft der Schwestern »sehr wenig von der üblichen angebotenen Kost«. Logisch. Allein die Eier machten ja etwa 2000 Kalorien am Tag aus.

Jetzt kommt's: Da konnte man nachrechnen, dass der viel Eiweiß, wohl auch Fett, aber kaum, nämlich so etwa 50 Gramm, Kohlenhydrate am Tag gegessen hat. Fast nix.

Das war das ganze Geheimnis. Wenn Sie Kohlenhydrate reduzieren, fällt Ihr Cholesterin. Auch mit 25 Eiern täglich. Es sind diese kleinen, feinen Stories, die durchaus wichtige Fragen ein für alle Mal beantworten.

GEHEIMNIS GESUNDHEIT

Gesund essen ist so einfach

Über gesundes Essen muss man kein Buch schreiben. Und auch keines lesen. Das kann man in wenigen Sätzen sagen: Iss all das, was die Natur dir auftischt. Wenn möglich, ohne es in den Kochtopf zu stecken. Maximiere Eiweiß in Form von Fisch, Geflügel, Biofleisch, Wild, Hülsenfrüchten, Milchprodukten, maximiere Gemüse und Früchte, vor allem Äpfel und Beeren. Hab keine Angst vor Bio- und Pflanzenfett, sieh Kohlenhydrate als Luxus an, der nur in den Körper darf, wenn er auch im Muskel verbrannt wird. Und meide, wirklich meide (!) Industriemüll.

Ein gutes Speiseöl ...

... und würzende Zutaten könnten eine Traumkombination sein. Schreibt Stiftung Warentest am 18.3.2010. Und testet. Ausführlich. 19 Würzöle.

Sieben von 19 sind »mangelhaft«. Sind entweder mit Schadstoffen belastet, schmecken ranzig oder kommen mit irreführenden Angaben daher. Am gesündesten seien Raps- und Olivenöl. Schreibt Stiftung Warentest. Der Grund:

»Rapsöl, egal ob raffiniert oder kaltgepresst – die Fettsäuren sind hier ideal verteilt. Mustergültig das Verhältnis der essenziellen mehrfach ungesättigten Fettsäuren: Ein hoher Gehalt an Alpha-Linolensäure, die Herz und Hirn schützt, bei einem mäßigen Gehalt an Linolsäure.«

Und dann folgt das Kästchen »Unser Rat«. Dort lesen wir: »Albaöl ist das beste Würzöl im Test. Das Rapsöl mit Buttergeschmack ist pflanzlich und kann Butter in der warmen Küche ersetzen.«

Natürlich hab ich persönlich es wieder ganz leicht. Ich werde gar nicht gefragt. Meine Frau hat einfach nur Albaöl.

Also gut: Natur zuerst!

In der kühlen, grauen Jahreszeit hilft ein Vitaminstoß: Er bringt ein bisschen mehr Lebensfreude (behauptet meine Tochter), wärmt Ihre Seele (weiß meine Frau), erhöht Ihre Immunabwehr gegen Grippeviren (weiß jeder Arzt) und stimuliert Ihre Fettverbrennung, wenn Sie zum Beispiel ein paar Weihnachtspölsterchen loswerden wollen.

Konzentrierte Vitamine finden Sie – das ist wenigen Menschen bekannt – in Sprossen. In frisch gekeimter Kresse, Leinsamen-, Bohnen- oder Alfalfasprossen. Die können Sie frisch gekeimt im Bioladen oder auch bei guten Gemüsehändlern kaufen.

Oder Sie lassen die Sprossen selbst auf der Fensterbank in der Frühlingssonne wachsen.

So enthalten Sprossen zehnmal mehr Vitamin C als Samen, doppelt so viel Vitamin A, das Immunvitamin, wie Samen etc.

Zusätzlich sollten Sie Ihren Entsafter aus dem Küchenschränkchen holen und täglich mindestens dreimal frisch gekauftes Obst und Gemüse entsaften, wie zum Beispiel Äpfel, Birnen, Kiwi und – Geheimtipp! – Mohrrüben. Das darf auch ruhig jedes Mal ein Pfund sein. Und das dreimal täglich. Für frische Vitamine mit all den Pflanzenschutzstoffen und hochaktive Ballaststoffe.

Und wenn Sie sich etwas besonders Gutes tun wollen, dann streuen Sie über den Saft, streuen Sie über die Sprossen, streuen Sie über den Obstsalat das »Gewürz 2010«, nämlich ein hochdosiertes Vitaminmischpulver mit 31 verschiedenen Vitaminen, Mineralien, Spurenelementen, das Ganze mit Maracujageschmack. Meine Tochter reißt sich darum.

Verstehen Sie den Trick? Darauf streuen! Früher Salz oder Zucker, heute, hochmodern, wohlschmeckendes Vitaminpulver, um die Vitaminverluste im deutschen Obst (Lagerung etc.) auszugleichen.

Das Ganze nur eine Woche – und Ihre Seele fängt wieder das Lächeln an!

GEHEIMNIS GESUNDHEIT

Richtig ergänzen!

Eine Vitalstoffpille kann die Natur nur ergänzen, sie kann sie niemals ersetzen. Logisch – oder? Darum heißt das ja auch Nahrungsergänzung. Und darum sollten Sie diese Produkte auch immer dann nehmen, wenn Sie gerade etwas essen. Etwas Gesundes. Dann können sich beide nämlich auf äußerst gesunde Weise optimal ergänzen.

Eiweiß – jetzt wissen es auch die Weight Watchers

Die Weight Watchers können einem leid tun. Da haben sie nun jahrelang Unfug erzählt. Haben folgerichtig beim RTL-Diäten-Duell eine bittere Niederlage einstecken müssen, als sich herausstellte, dass die Forever-young-Diät doppelt so gut wirkt. 100 Prozent besser als deren Kalorien-Punkte-Abzähl-Diät. Und müssen jetzt mit rotem Kopf verkünden: Wir verabschieden uns vom Kalorienzählen.

Denn, so die Leiterin der Forschungsabteilung von Weight Watchers (denken Sie nur mal: Forschungsabteilung!): »Das Kalorienzählen stammt aus dem 19. Jahrhundert.«

Oh. Oh weh! Was ist denn da passiert? Frau Ute Gerwig, genau diese Leiterin, verteidigt sich: »Wir reagieren auf den neuesten Forschungsstand.«

Neuesten? 1990, also vor 20 Jahren, bei meinem ersten Seminar, habe ich diesen neuesten Forschungsstand referiert. Nannte sich »spezifisch dynamische Wirkung«. Die Tatsache nämlich, dass von 100 Eiweißkalorien 25 bis 50 Prozent verpuffen. Beim Umbau von Eiweiß verbrannt werden. Also abgezogen werden müssen. Dass 100 Eiweißkalorien in Wahrheit also vielleicht nur 50 Kalorien sind.

Und noch schlimmer: dass die restlichen Eiweißkalorien auch nicht zählen. Eiweiß wird nämlich nicht in Fett umgewandelt. Und fast nicht in Energie. Eiweiß ist Körperstruktur. Wird eingebaut. Ins Immunsystem, in die Knochen, ins Blut. Und hat nichts, aber auch gar nichts mit Übergewicht zu tun.

Wörtlich damals: »Wenn Sie nur Reineiweiß essen, verhungern Sie.« Eine ganz entscheidende Entdeckung. Wie gesagt, vor 20 Jahren.

Und jetzt reagiert Weight Watchers auf »den neuesten Forschungsstand«. Und erzählt uns im *Focus* zum Beispiel, man solle den Eiweißanteil in der Nahrung erhöhen. Denn man müsse »berücksichtigen, wie viel Energie der Körper für die Umwandlung ... benötigt«.

Und noch einmal Zitat von Ute Gerwig, der Forscherin: »Kalorienzählen ist ungenau. Mit Eiweiß lässt es sich leichter abnehmen.«

Ist Ihnen, liebe Leser, natürlich längst bekannt. Dass die Expertengremien, ob DGE oder Weight Watchers, sich alle langsam, aber wohl oder übel der wissenschaftlichen Wahrheit beugen ... müssen, ist doch nur erfreulich. Mir tun nur die Menschen leid, die 20 Jahre lang ...

Katzen haben sieben Leben

Auch Katzen haben einmal einen Unfall. Werden verletzt. Auch Katzen werden einmal operiert. Und sollen und möchten wieder gesund werden.

Und genau jetzt, an diesem Punkt, gibt es einen himmelweiten Unterschied zwischen Mensch und Tier. Jeder Tierarzt weiß um die entscheidende Rolle der Ernährung nach Verletzung, nach Operation. Und jeder Tierarzt weiß hinter sich die Nahrungsmittelindustrie. Die nicht gegen den Arzt, nicht gegen den Patienten, sondern für ihn arbeitet.

Eine der großen US-Firmen nennt sich Hill's. Die stellen auch Katzenfutter her. Und da lese ich, und ich zitiere wörtlich: »Die ausreichende Versorgung mit Nährstoffen ist für alle genesenden Tiere von größter Bedeutung.«

Hill's bietet dafür eine »einzigartige, hochschmackhafte Formulierung, in der hochverdauliche Proteine und Fette mit einem erhöhten Gehalt spezifischer Aminosäuren, Vitaminen, Omega-3-Fettsäuren und Mineralstoffen kombiniert wurden, um die Wund- und Gewebeheilung zu fördern, das Immunsystem zu unterstützen«.

Und weiter lesen wir, dass Futtermittel besonders eiweißhaltig sein müssen, da die Fähigkeit des Körpers, Energie aus Kohlenhydraten und Zucker bereitzustellen, nach Verletzungen, nach Operationen, in der Rekonvaleszenz vorübergehend herabgesetzt ist.

Das ist Wissenschaft. Das ist Wissen. Das die Katze wieder gesund werden lässt. Das sie sieben Leben haben lässt? Nicht die Spur von diesem Wissen treffen wir in Krankenhausküchen an.

Ich weiß das, weil ich es persönlich erlebt habe. Beim Menschen fällt Heilung … offenbar vom Himmel. Tja – Katze müsste man sein.

einfach
gut drauf

zwölf wochen stressbewältigung?
himmel, wieso?

das geht doch in ein paar sekunden.

einfach ausatmen ...

im grunde braucht es nicht viel, um das leben
von seiner schönsten seite zu sehen.

zum beispiel ein paar laufschuhe. die
man natürlich benutzt. weil sie psycho-
pillen ersparen und die couch
beim psychiater ...

dann vielleicht noch
einen shake mit den
drogen der guten
laune: aminosäuren,
wie etwa
tryptophan.

Stress bewältigen kostet zwölf Wochen?

Akademische Miesmacher finden Sie überall. Gefährliche Menschen. Gefährlich, weil Sie denen glauben. Einmal, weil die einen Professorentitel tragen. Und zum zweiten, weil Sie sich selbst gerne in Ihrem Irrglauben, die Welt sei kompliziert, bestärken lassen.

Solche akademischen Miesmacher aus der hochangesehenen Berliner Charité äußern sich soeben für 1,1 Millionen deutsche Leser in der *Bild am Sonntag*. Grundtenor: Es ist alles ganz kompliziert. Das mit dem Stress.

Das müssen Sie einmal meinen Kaninchen sagen. Oder den Rehen, die mich täglich in meinem Garten besuchen. Die haben auch mal Stress. Aber die sind ihn sofort wieder los. Wie? Nun ja. Klassische Antwort eines akademischen Miesmachers, eines Professors: »Das braucht etwas Zeit, denn die stressige Lebenssituation hat sich meist über Jahre entwickelt. Die Anti-Stress-Kurse in unserer Ambulanz zum Beispiel laufen über zwölf Wochen.«

Zwölf Wochen! Ich kenne Sie. Ist Ihnen viel zu lang. Ich schlage Ihnen vor: zwölf Sekunden. Der Trick stammt von Formel-I-Piloten. Genauer gesagt: vom erfolgreichsten. Kein Wunder, dass der erfolgreich war. Geht ganz einfach:

Aaaaaauuuuuusatmen und Schultern fallen lassen.

Ein Kombitrick, bestehend aus Atmung und aktiver Muskelentspannung. Wirkt sofort. Weshalb? Weil er eben nicht den Stress wegzaubert. Ihr großer Irrtum. Sie können die Welt nicht ändern oder verbessern. Sie können aber Ihre eigene Körperreaktion auf Stress sofort … Stopp. Noch einmal: **Sofort** ändern. In wenigen Sekunden. Indem Sie Aaaaaauuuuuusatmen und Schultern fallen lassen. Und wenn Sie das mal fünf Minuten getan haben, haben Sie verstanden. Werden Sie zum Buddha. Ruhig, glücklich. Sind einfach gut drauf!

Das Problem Stress in der heutigen Zeit ist längst gelöst. Ich wundere mich über jeden, der schon wieder damit anfängt.

GEHEIMNIS GESUNDHEIT

Den Stress ausatmen!

Wenn Sie im Stress sind, atmen Sie schneller und flacher, als der Stoffwechsel es vorsieht, Sie atmen mehr CO_2 aus, als Ihr Körper produziert. Der CO_2-Spiegel im Blut sinkt. Der pH-Wert im Blut steigt über die normalen 7,4 an (heißt: Alkalose). Der Sauerstoff kann durch das basische Blut nicht mehr so gut zum Gehirn diffundieren. Sie fühlen sich benommen, leer im Kopf. Das freie Kalzium im Blut nimmt ab. Sie fühlen sich ziemlich gestresst. Mit tiefem Ausatmen machen Sie das alles wieder rückgängig. Der CO_2-Spiegel im Blut steigt an. Das Blut wird wieder saurer, genug Kalzium schwimmt herum, die Muskeln entkrampfen. Nun wissen Sie auch, warum Kalzium gegen Stress hilft.

Die Quantenphysik und das Glück

Klar, per se ist die Quantenphysik unverständlich. Muss man erst in Normalsprache übersetzen. Dann lautet die zentrale Erkenntnis:

»Es gibt keine objektive Wirklichkeit außerhalb von uns – wir selbst erschaffen unsere Realität.«

So Prof. Dr. F. A. Wolf. Das übersetzen dann Wissenschaftler wie Dr. Proctor in höchst elegante Erkenntnisse mit: »Alles, was in Ihr Leben kommt, ziehen Sie selbst an, aufgrund der Bilder, die Sie in Ihrem Denken hegen.«

Das wiederum heißt unfreundlicherweise, dass wir für unser Glück selbst verantwortlich sind. In positiver, also meiner Sprache: Sie haben die einmalige Möglichkeit, Ihr »Jetzt« zu ändern und dadurch eine glücklichere Zukunft zu schaffen.

Der berühmte deutsche Hirnforscher Prof. Hüther übersetzt diesen Zusammenhang angenehm praktisch: »Wenn wir unsere Wahrnehmung auf Dinge richten, die angenehme Gefühle auslösen, sorgen wir durch eine positive Rückkopplungsschleife dafür, dass immer mehr Schönes in unser Leben tritt.«

Oder, so ebenfalls Prof. Hüther, in der Sprache der Neurologen: »Für das längerfristige Glück geht es darum, die komplizierten Schaltungen der rund 100 Milliarden Ner-

venzellen im Gehirn zu nutzen und neue Verschaltungs-
muster zu verankern.«

Also: Sie hat Recht, die Quantenphysik. Wir machen die
Realität selbst. Unsere eigene Realität.

Übrigens, ganz am Rande: All diese Techniken wenden
Sie längst an. Beherrschen Sie blindlings, im Schlaf. Lei-
der, leider in der Regel aber in die andere Richtung. Ins
Negative. Und so jammern wir uns durchs Leben. Beweis?
Schlagen Sie die heutige Tageszeitung auf.

Negative Gefühle kann man umprogrammieren

Die neuronalen Netze unseres emotionalen Gedächtnis-
ses bilden sich schon im Mutterleib aus. Infantile Am-
nesie sagte Freud dazu, das heißt, dass wir uns nicht an
Ereignisse aus unserer frühesten Kindheit erinnern können. Das liegt daran, dass die Verdrahtungen unserer Netz-
werke im Kleinkindgehirn noch nicht vollkommen sind,
Erinnerungen nicht so konkret abgespeichert werden wie
im Erwachsenenalter. Das unbewusste Gedächtnis speichert die Erfahrung, und die Erinnerungen beeinflussen
uns, obwohl wir keinen Zugriff darauf haben. Darum hat
mancher Mensch eine vermeintlich unbegründete Angst
vor dem Alleinsein, vor der Dunkelheit, vor Gewitter, vor
Wasser …

Als Kind hat er eine schlechte Erfahrung gemacht – und die nie durch eine gute ersetzt.

Machen Sie sich ein neues Netz: Eine alte Erfahrung kann man nicht löschen. Da kann nicht rumradiert werden. Das Netz ist da. Was man allerdings machen kann, ist, in dem Bereich eine neue emotionale Erfahrung zu machen, ein neues neuronales Netz zu bilden, das das alte korrigiert.

Beispiel Sport. Als Kind wurden Sie gehänselt, weil Sie über den Barren plumpsten, nicht schnell genug liefen, kaum weit kamen beim Sprung. Sagt Ihnen heute jemand, Sie sollen Sport treiben, nun, da feuert Ihr Netzwerk da oben alles andere als ein Wohlgefühl. Im Gegenteil: Sie spüren heute noch die blauen Flecken und die Scham. Was tun? Ganz langsam die Erfolgsleiter nach oben krabbeln. Die alten Gefühle: Sport tut meiner Seele weh ersetzen durch neue Emotionen: Sport schenkt mir Freude. Langsam anfangen. Mit einer Minute, sofort. Jetzt gleich, im Wohnzimmer. Trippeln. Spüren, dass das gut tut. Und morgen machen Sie ein bisschen mehr. In spätestens einem halben Jahr sind Sie dann bei den wertvollen 30 Minuten täglich.

Ähnlich funktioniert das mit anderen negativen Gefühlen und Ängsten. Ganz langsam und stetig mit einem Schritt gegen die Angst ein neues Gefühl erzeugen, das das alte ersetzt. Funktioniert bei Neid, Missgunst, Wut …

Sigmund Freud
und die Couch

Professor Dr. Pyles von der Harvard University ist der Meinung, den Ärzten fehle jedes Verständnis dafür, dass Sport »in irgendeiner Hinsicht nützlich sein könnte«, und erklärt zur Heilkraft des Sports: »Ich denke, dass dieser Punkt wahnsinnig unterschätzt wird. Insbesondere in der Psychiatrie.«

Professor Pyles führt dies auf die Grundprinzipien der Freudschen Psychoanalyse zurück. Denn etwas zu tun, damit man nicht über seine Emotionen sprechen muss, eine Ausweichhandlung also, wird negativ, als »Ausagieren« betrachtet.

Das sei der Ursprung der Psychiatercouch. Dahinter stehe nämlich die Idee, jede Bewegung zu unterbinden. Und damit die Emotionen zu zwingen, sich verbal, mündlich, auszudrücken. Aus dieser Sicht der Psychiater ist Sport also das klassische Beispiel für »ausagieren«. Also mit unseren Emotionen körperlich statt verbal umzugehen. Und Ausagieren ist nicht gewünscht. Sport ist nicht erwünscht.

Wissen Sie, wer Professor Pyles ist? Das ist der Präsident der American Psychoanalytic Association. Kluger Mann.

Vielleicht gehen Sie erst laufen, dann überlegen Sie sich, zu wem Sie sich da auf die Couch legen. Nur zu einem Läufer, bitte …

Laufen statt Psychopillen

Hört man manchmal, liest man in der Zeitung: »Burn-out-Syndrom«, »Midlife-Crisis«, »Klimakterium virile« (die Wechseljahre des Mannes) und »Sissi-Syndrom«. Typische Modekrankheiten. Sind alles Verwandte der Depression. Und sie gehen alle auf eine gemeinsame Ursache zurück: eine Störung des Hirnstoffwechsels. Die genetische Veranlagung zur Depression haben viele Menschen. Die meisten gehen munter und unbeschwert durchs Leben. Erst wenn diese Menschen unter starken Stress geraten, bricht die Depression aus. Ein Neuro-Teufelskreis: Während sich im synaptischen Spalt nicht genügend vom Gute-Laune-Hormon Serotonin tummelt, überschwemmen Stresshormone das Gehirn. Wie schützt man sich vor einer Depression? Indirekt, indem man aktiv dem Stress vorbeugt. Und Sie kennen ja mein favorisiertes Anti-Stress-Rezept: Magnesium plus Bewegung. Schon ein 30- bis 60-minütiges Training, drei- bis viermal die Woche, wirkt genauso gut wie eine medikamentöse Therapie.

Wer Beine hat, soll ... laufen!

Wenn ein Drittel der Deutschen, also jeder Dritte von uns, einmal im Leben von Depressionen überfallen wird, sollte man eigentlich häufiger davon lesen. Erfahrungsberichte.

Leidensstorys. Die sind aber eher selten. Depressive trauen sich nicht. Genau das ist ja ihre Krankheit. Sind niedergedrückt, beschämt, versuchen zu verdrängen, versuchen »dennoch zu funktionieren«. Wie Robert Enke.

Sie glauben gar nicht, wie viele Briefe ich in den letzten Tagen bekommen habe. Wie viele Menschen sich bitterlich beklagt haben über »Experten«, die ihnen eingeredet haben, die Ursache ihrer Depression sei eine zu strenge Mama im fünften Lebensjahr. Eingeredet hätten, bis sie es geglaubt haben. Und bis sie noch verzweifelter wurden, weil man »das ja jetzt nicht mehr ändern könne«. **Ich nenne das Voodoo.**

Es geht aber auch anders. Es gibt offenbar Mitmenschen, die der Depression durch Eigeninitiative entkommen sind. Darf ich?

»Vor zwei Jahren, nach einem Lebensschlag, war ich beim Psychologen. Aber nach fünf Sitzungen war ich soooo durcheinander und ging's mir nicht besser, dass ich diese Sitzungen abgebrochen habe, mehr Eiweiß gegessen habe und Tryptophan, ein kluges Buch gelesen habe und trotz Depression (keine Lust) mich gezwungen habe zu laufen.

Und? Es hat geholfen! 30 Minuten habe ich geschimpft, und die restlichen 30 Minuten war ich schon befreit! Und das Ganze jeden Tag, bis ich endlich auch die ersten 30 Minuten nicht geschimpft habe und mich gefreut habe, dass ich Beine habe und laufen kann.«

Bewundernswert. Laufen ist ja tatsächlich ein von der Medizin anerkanntes Antidepressivum. Wirkt aber eben erst

dann, wenn Sie vorher die richtigen Moleküle gegessen haben, die dann durch das Laufen stimuliert und freigesetzt werden.

Dieser Zusammenhang ist ... lebensentscheidend.

GEHEIMNIS GESUNDHEIT

Einfach gut drauf – mit Eiweiß!

Shaken Sie jeden Morgen 30 Sekunden das Gehirn fit, den Körper gesund – und tanken Sie gute Laune. Starten Sie den Tag mit einem Eiweißdrink. Bevor Sie 30 Minuten walken oder laufen. Tun Sie das doch einfach mal 14 Tage lang. Und spüren Sie, wie gut Ihnen, Ihrer Seele und Ihrem Kopf das tut. Warum ist das so? Weil die kleinen Bausteinchen des Lebens, die Ihnen dieser Shake liefert, mehr können, als Sie ahnen ... **Tyrosin** macht fröhlich und wach. **Leucin** lässt Muskeln wachsen. **Isoleucin** bildet die Gehirnbotenstoffe, die gegen Stress feien. Aus **Phenylalanin** baut sich der Körper Glückshormone. **Tryptophan** entspannt und fördert den Schlaf. **Valin** braucht der Körper für ein funktionierendes Nervensystem. **Glutamin** stärkt das Immunsystem und gilt auch als Brain-Food. **Histidin** braucht der Körper für den roten Blutfarbstoff Hämoglobin, der Sauerstoff überträgt. **Serin** sorgt für einen fitten Geist. Auch diese Aminosäure spielt eine Rolle bei der Energieversorgung und ist ganz wichtig für das Gehirn und das Nervengewebe.

Laufen ist die Wunderpille

Das Wunder Laufen kennen viele erst als kleine Knospe. Nur. Viele wissen gar nicht, was für ein Wunder Sie erleben würden, wenn die Knospe sich öffnet, wenn die Blüte sich immer weiter entfalten würde, größer würde und strahlender.

Beweis, dass Sie Ihre Möglichkeiten, Ihr Potenzial noch lange, lange nicht ausgeschöpft haben. Dass da immer noch etwas wartet.

Laufen scheint wirklich der Schalter zwischen Leere und Leben zu sein. Man ahnt es aus den Worten dieses Briefes:

»Ich bin 44 Jahre alt, war jahrelang übergewichtig, zurückgezogen, schüchtern, verletzlich und ängstlich. Jetzt fühle ich mich hervorragend, bin glücklich, lustig und gehe auf die Leute zu.

Ich habe das erste Mal in meinem Leben eine gute Figur. Ganz wichtig, ich kann mich den alltäglichen Problemen stellen, die nicht immer leicht sind, weil ich endlich die Kraft dazu habe. Ich laufe bei jedem Wetter, angefangen mit Nordic Walking, jetzt laufe ich lächelnd und glücklich durch die Gegend ...«

Früher übergewichtig, schüchtern, verletzlich – jetzt glücklich, lustig und selbstbewusst. Und das Geheimnis? Laufen. Nicht mehr, nicht weniger, nur: Laufen.

Was eigentlich ist Psychotherapie, wie lautet das Ziel jeder psychologischen Betreuung? Genau dieser Übergang von früher auf jetzt. Sie verstehen durch diesen Brief, wes-

halb ich Psychotherapie für gut gemeintes, aber vergleichsweise hilfloses Gestammle halte. Die Natur, die Briefschreiberin zeigt, wie es wirklich geht.

Laufen ist eine Wunderpille. Schlägt auch die Pharmaindustrie um Längen.

GEHEIMNIS GESUNDHEIT

Jogging – Drogen fürs Gehirn

Im Gehirn hat man erstmals direkt gemessen: Joggen macht glücklich, Joggen lindert Schmerz. So Professor Dr. H. Boecker, München. Erstmals gelang es seiner Arbeitsgruppe, nach zweistündigem Joggen die Ausschüttung von körpereigenen Opioiden, von Endorphinen, im Gehirn selbst nachzuweisen. Noch dazu: Die Menge der ausgeschütteten Endorphine konnte genau mit dem Ausmaß des Hoch- und Glücksgefühles nach dem Ausdauerlauf korreliert werden. Mein Kommentar:

▸ 1. Glückwunsch
▸ 2. Jedem Läufer längst bekannt
▸ 3. Jedem chronischen Schmerzpatienten (das bin ich persönlich) erst recht bekannt.

Der Wert dieser Studie liegt in der Motivation. Viele Mitmenschen, viele Patienten glauben ja immer erst dann, wenn es schwarz auf weiß, »wissenschaftlich« bewiesen ist. Deswegen noch einmal Danke für diese Studie (in *Cerebral Cortex,* 21.2.2008).

Darwins Glückstheorie

Darwin hat uns mehr hinterlassen als nur seine Evolutionstheorie. Auf die er reduziert wird. Eingeengt. Der hat natürlich mehr nachgedacht. Er hat ja wohl auch mehr erlebt als fast jeder von uns. Auf seiner jahrelangen Reise um die Welt. In seinem letzten Werk, kurz vor seinem Tod, finden sich zwei bemerkenswerte Abschnitte. Ungewöhnlich:

>»Manche Autoren sind vom Ausmaß des Leidens auf der Welt so beeindruckt, dass sie Zweifel daran haben, ob es mehr Elend oder mehr Glück gibt, wenn wir alle fühlenden Mitwesen mitzählen – ob die Welt als Ganzes eigentlich gut oder schlecht ist. Meiner Einschätzung nach überwiegt das Glück eindeutig.«

Mehr Glück also als Leid. Widerspricht unserem deutschlandüblichen Bild von der Welt. Ich glaub Darwin. Der hat mehr gesehen, mehr erlebt als ich.

Berückend auch seine Erkenntnis zum Thema Lebensenergie, Lebenslust, Aktivität, Antrieb … Zu diesem unserem zentralen Lebenstraum formuliert er ebenso schlicht wie überzeugend, man möge ruhig »glauben, dass alle fühlenden Menschen dazu gemacht sind, in der Regel Glück zu erleben. Schmerz und Leid in jeder Art führen auf die Dauer zu Depression und verringern die Kraft zum Handeln. Angenehme Empfindungen dagegen stimulieren das ganze Körpersystem zu gesteigerter Aktivität.«

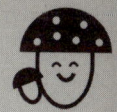

Das Geheimnis der Sieger. Im Leben, im Beruf, im Sport. Gesteigerte Aktivität dank angenehmer Empfindungen. Denn die kann man sich machen. Kann man sich er-denken. Er-fühlen. Gebrauchsanleitung in denkbar kürzester Form nachzulesen im »Praxisbuch Mentalprogramm«.

Stoppt das Affengeschnatter

Glück fühlen kann man nur, wenn der Verstand mal schweigt. Nur: Der Mensch schwätzt unablässig mit sich selbst. Fällt Ihnen jetzt gerade nicht auf, weil Sie lesen, aber spätestens heute Nacht, wenn Sie sich ins Bett legen. Kaum liegt man, rattert die Mühle los. Jede Debatte des Tages passiert den Kopf, jetzt kommen einem die guten Argumente, die einem leider tagsüber nicht eingefallen sind. Zu den Versagergedanken gesellen sich die Sorgen von morgen. Die Amerikaner nennen das »awfulizing«, schreckliche Sachen immer schrecklicher machen. Und die Inder sagen »Affengeschnatter« dazu. Das begleitet den Menschen den ganzen Tag. Beim Autofahren, in der Schlange im Supermarkt ...

Wie werde ich das Geschwätz los? Wie kriege ich das Türchen zum Unterbewusstsein auf? Das ist das zentrale Geheimnis jeder Religion. Indem man nur einen Gedanken denkt. Die einen nennen das Rosenkranzbeten, die anderen Meditation.

Der Philosoph und die Laufschuhe

Wenn ein Philosoph über Ausdauersport spricht, klingt das so: »Ausdauersport eignet sich besonders für Menschen mit einem starken inneren Dialog, bei dem mehrere Teilstimmen Gespräche führen. Eine Stunde lang verfolgen sie einen, aber dann fährt man den Stimmen davon.« Mit dem Fahrrad. Der Philosoph selbst schafft es tatsächlich – man sieht es ihm wirklich nicht an –, 60 Kilometer am Stück zu fahren. Peter Sloterdijk. Fernsehbekannt und fernsehtauglich.

Für mich beantwortet er mit dem Zitat oben, weshalb viele Menschen nicht joggen wollen: weil »das so langweilig« sei. Ich habe dieses Gespräch nie fortgesetzt, weil ich meine Mitmenschen ja nicht direkt beleidigen möchte. Der Grund für das Gefühl der Langeweile, so der Philosoph: Die haben keinen starken inneren Dialog. Man könnte auch sagen: Da ist halt nix. Und dann wird's freilich langweilig.

Und auch über das Glück spricht er. In vertrauten Worten und Gedankengängen. Nämlich: »Glück kann man nicht anstreben. Man muss verstanden haben, dass Glück nur als Nebeneffekt erreichbar ist. Es ist ein Nebenprodukt von Leistung und Anstrengung.«

Sie kennen ja meine Worte: »Wenn du etwas Wichtiges willst, ziele nicht ins Schwarze, ziele daneben … und es fällt dir in den Schoß.« Genau so wird man glücklich. In-

dem man etwas anderes tut. Und der einfachste Ratschlag ist: Treibe Sport. Ausdauersport. In der Sprache des Philosophen: Leistung und Anstrengung.

Oh, oh! Jetzt wissen Sie, weshalb im Sozialstaat Deutschland ja (angeblich) so wenig Menschen glücklich sind.

Die drei Lauf-Gänge

Es gibt legales und illegales Doping. Ich bevorzuge natürlich das legale. Das kostet nichts, hat keine Nebenwirkungen – und macht das Gehirn zu einem unschlagbaren Hochleistungsorgan. Mein Doping heißt: laufen, laufen, laufen. Laufen kann wie eine Droge sein. Bewegung versorgt das Gehirn mit Sauerstoff, macht es wacher, leistungsfähiger, kreativer. Zudem schüttet der Körper Glücksbotenstoffe aus. Und die machen gute Laune. Man ist dann einfach besser drauf – nicht nur körperlich, sondern auch psychisch und mental.

Laufen Sie locker. Tippeln Sie im Gehtempo vor sich hin, so als hätten Sie noch 40 Kilometer vor sich und müssten Kräfte sparen. Das ist das Gute-Laune-Tempo, in dem Ihr Körper den Serotoninspiegel anhebt. Das körpereigene Antidepressivum macht Ihren Kopf frei. Sie gewinnen Abstand zu Ihren Problemen. Die Welt wird bunt und ist plötzlich voll neuer Möglichkeiten.

Laufen Sie ein bisschen schneller. Und schon erleben Sie, wie sich Ihre Wahrnehmung immer mehr nach innen richtet. Wie sich Probleme, die Sie schon lange mit sich herumtragen, plötzlich lösen. Das verdanken Sie dem ACTH (Adrenocoticotropes Hormon). Das taufte 1988 Prof. Hollmann, der Nestor der deutschen Sportmedizin, übrigens Kreativitätshormon. ACTH öffnet den Zugang zu Ihrem Bauch, zur Intuition. Es macht den Weg frei für innovative Ideen. Gleichzeitig senkt es Ihren Blutdruck, Ihren Puls. Es lässt Ihren Körper entspannen, während Ihr Geist hellwach und kristallklar ist.

So, nun schalten Sie in den Turbogang. Leider nur für Fortgeschrittene. Jetzt sind Sie richtig schnell. Die Beine schmerzen, und trotzdem federn Sie leicht über den Boden. Berühren ihn kaum. So fühlt sich Fliegen an. Ein berauschendes Gefühl zwischen Schmerz und Ekstase, zwischen Weinen und Lachen. Der Atem wird schnell und tief. Er durchflutet wohlig Ihren ganzen Körper. Endorphine stillen den Schmerz und lassen Sie eintauchen in einen Glücksrausch. Insider sprechen vom sogenannten Runner's High, nach dem jeder Läufer aufs Neue giert. Laufen Sie lieber nicht zu oft im Glücksrauschtempo – es droht Suchtgefahr!

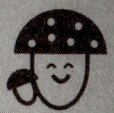

Leider lohnt Anstrengung

Sie alle kennen Dopamin. Das Belohnungshormon. Aus dem im Gehirn dann das Antriebshormon Noradrenalin wird. Zwei höchst willkommene Gefühle.

Dass man Dopamin essen kann, haben Sie gelernt: Die essbare Vorstufe nämlich heißt Phenylalanin, eine essenzielle Aminosäure. Im Eiweiß. Dass man aber auch die Zahl der Dopaminrezeptoren im Gehirn vermehren kann, ist neu.

Je mehr Rezeptoren, desto mehr vom (hoffentlich gegessenen) Dopamin kann die Rezeptoren besetzen, desto stärker Ihr Gefühl von Erfolg, wohligem Glück, Selbstbestätigung, kurz und gut Ihr Belohnungsgefühl.

Wie man die Zahl der Rezeptoren vermehrt? Hat uns gerade das Karolinska Institut in Stockholm gezeigt: durch **aktives kognitives Training.** Also Gedächtnistraining. Gehirnjogging. Nach nur fünf Wochen und wöchentlich nur drei Stunden (!) konnte man im PET (Positronen-Emissions-Tomogramm) eine erhöhte Dichte der Dopaminrezeptoren beweisen. Durch Gedächtnistraining verändern sich also Gehirnstrukturen auf zellulärer Ebene. Wir kannten den Effekt ja bereits vom regelmäßigen Laufen.

Das Resultat einer fünfwöchigen geistigen Anstrengung kennen Sie natürlich von sich selbst: Man fühlt sich besser, ist zufriedener, ist ein bisschen stolz auf sich.

Dass dies nach nur drei Wochenstunden bereits passieren soll? Nun ja: Ist bewiesen. Interessiert mich natürlich gleich, um wie viel Dopaminrezeptoren, also das Belohnungssystem, im Gehirn zunimmt, wenn man einen Fremdsprachenkurs hinter sich hat: eine Woche täglich acht Stunden Intensivtraining. Einzelunterricht. Das resultierende Gefühl kann ich Ihnen verraten: Stolz und Glück. Massiv. Hab ich hinter mir. Also merken: Erst kommt die Anstrengung. Immer. Sollte in der Schule geübt werden …

GEHEIMNIS GESUNDHEIT

Doppelt hält besser

Bewegung verbessert die Gehirnleistung. Gehirnjogging auch. Das Ganze ist immer mehr als die Summe seiner Teile. Bringen Sie also beides zusammen. Bewegen und Lernen. Studien zeigen: Man lernt auf dem Hometrainer besser als auf dem Stuhl.

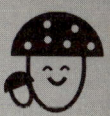

Glück, Ausdauer, Dynamik brauchen einen Eisenwert

Wenn ich einen sportlichen Menschen vor mir habe, der keine Energie hat, lustlos, ja traurig ist – und ich mir nur einen einzigen Blutwert wünschen darf, würde ich nach dem Ferritin fragen. Dem Eisenspeicher. In meinen Augen der wichtigste Wert des bewegten Menschen.

Weil man mit dem Ferritin eine Aussage treffen kann über das Myoglobin. Über den roten Muskelfarbstoff. Der wiederum ein Maß ist für die Sauerstoffversorgung der Muskulatur. Und das ist die entscheidende Maßzahl für einen Sportler, besonders beim Ausdauersport.

Ein tiefes Ferritin heißt also in meiner Welt nicht nur (Zitat nach Dr. Brühlmann von der Sportklinik Zürich): »generelle Müdigkeit, Leistungsminderung, fehlende Erholung, Schlafstörungen, hoher Puls bei geringer Belastung, Kopfschmerzen, generelle Unlust bis zur Depression«.

Tiefes Ferritin heißt für mich ganz einfach fehlende Ausdauer. Wenn man den Marathon nach 25 Kilometern abbricht. Einfach nicht mehr kann. Gilt auch für den Lebensmarathon.

Jetzt kommt's: Über den richtigen Ferritinwert gibt es atemberaubende Fehlinformationen. Besser gesagt: typische Labormissverständnisse. Großlabors messen einfach die deutsche Bevölkerung durch und errechnen dann einen Durchschnittsnormalbereich. Wenn man weiß, dass mindestens jeder zweite deutsche Erwachsene Eisenmangel hat, dass jeder 14-Jährige Eisenmangel hat, ahnt man, was in Labors als »noch normal« durchgeht: Der Mittel-wert der Deutschen muss nun einmal krankhaft tief sein. So zitiere ich noch einmal Frau Dr. Brühlmann aus Zü-rich: »Heute spricht man bei Werten unter 30 von einem Eisenmangel, zwischen 30 und 50 von einem latenten Ei-senmangel, und Werte über 50 gelten als normal. Bis vor wenigen Jahren gab man sich noch mit einem Ferritin von 20 zufrieden. Rückblickend muss man davon ausgehen, dass die Mehrzahl der Läuferinnen mit einem Eisenmangel als Dauerzustand lebte.«

Völlig richtig. Und selbst Frau Dr. Brühlmann ist noch sehr optimistisch. Weiblichen Sportlern erlaube ich als Tiefstwert 60, männlichen 120. Ich persönlich würde ei-nen Wettkampf unter 300 nicht antreten.

Wie gerufen kommt mir da der Kardiologenkongress in Orlando/Florida. Dort wurde soeben als Minimalwert für Ferritin festgelegt: 100 ng/ml. Nicht 20 wie in Deutsch-land. Deckt sich mit meiner Erfahrung aus tausenden Messungen mit anschließendem Leistungstest!

Sind Sie Läufer? Läuferin? Lassen Sie doch einmal Ihr Ferritin messen und lesen Sie dann den obigen Artikel noch einmal. 100 sollten's schon sein.

Keine Angst! Tryptophan hilft

Angst haben neun Prozent der Männer und 19 Prozent der Frauen in Deutschland. Angst vor der Dunkelheit. Versa-gensangst. Angst in großen Menschenmengen. Angst vor

Spinnen. Flugangst. Und Angst vor allem: generalisierte Angststörung.

Etwas Grauenhaftes. Ich hab's in der eigenen Familie erlebt: nächtliche Panikattacken, erkennbar an: Herzrasen, schneller Atmung bis zur Hyperventilation, Schwitzen, Zittern, weiche Knie, ein trockener Mund, Kloßgefühl im Hals, Schwindelgefühl, Übelkeit. All das, weil der Körper alarmiert wird und Adrenalin ausschüttet. Besonders das Schwindelgefühl ist etwas Grauenvolles. Auch für den Arzt, der ja mitleidet.

Abhilfe? Lesen wir in einem ach so typischen medizinischen Ratgeberbericht in der *Bild am Sonntag*. Typisch: »Man soll frühzeitig professionelle Hilfe suchen.« Tja: Da können meine Patienten nur sehr verbittert lachen: nach 10, 15, 20 Ärzten.

»Der Experte muss dem Patienten klarmachen, dass Angstsymptome nicht lebensgefährlich sind.« Ach du meine Güte: Das erklären Sie einmal einem Menschen, der soeben hyperventiliert und glaubt, er stirbt. So mit den Worten: »Junge, alles nicht so schlimm.«

»Bewährt haben sich bestimmte Antidepressiva«, so Prof. Schneider von der Uni Aachen. Genau. Da sind wir am Punkt. Der Mensch leidet, die Chemie hilft. Hatte nicht der *Spiegel* soeben sehr offen und sehr deutlich über die Kaumhilfe durch Antidepressiva, über gefälschte Studien, über massive Nebenwirkungen geschrieben?

Na gut: Kritisieren ist leicht, helfen ist schwer. Wie in der Politik. Dabei weiß die Medizin. Der niedergelassene Arzt vielleicht nicht, aber die medizinische Wissenschaft. Zunehmend mein Lieblingsthema. Wir wissen tatsächlich.

Und können messen. Bei meinen Angstpatienten erstelle ich das Aminogramm. Also die Messung der essenziellen Aminosäuren. Wissend, dass die Wissenschaft (nicht unbedingt der Arzt) den Zusammenhang zwischen Serotoninmangel und Angst längst erforscht hat. Wissend, dass Serotonin in Form von Tryptophan gegessen werden kann.

Also gebe ich Tryptophan. Zehn Gramm täglich. Ein, zwei, drei Wochen lang. Je nach vorher gemessenem Mangel. Also nicht einfach blind. Und wissen Sie, was? Die Angst verschwindet. Wenn ich das nicht jedes Mal selbst miterleben würde, würde ich darüber nicht berichten.

Tryptophan. Zehn Gramm. Sie haben sich nicht verlesen. Wissen Sie noch? Serotonin nenne ich in meinen Seminaren das Chefhormon. Weil es nicht nur glücklich macht, sondern weil es Abstand, Distanz, Überblick gibt. Und genau das ist der entscheidende Punkt.

Glück = Tryptophan plus Insulin

Prozac, die Happy-pill, die meistgeschluckte dieser Welt, hebt den Serotoninspiegel im Gehirn an. Und Serotonin ist ein Hormon, das uns glücklich macht, Sorgen vertreibt, Depressionen verscheucht.

Glück muss man nicht in der Chemie suchen – Glück kann man essen. Wenn man richtig isst. Richtiges Essen ist mir einmal aus Versehen untergekommen in Südfrankreich. Als ich bei herrlicher Aussicht auf die Côte d'Azur einen Wolfsbarsch vom Grill bekam. Ohne Fett. Und ver-

geblich auf die Sauce wartete. Sauce Bernaise. Reines Fett. Die kam aber nicht. Und ich den Fisch mit etwas Zitrone hinunterwürgte. Trocken sozusagen. So kam erstmals in meinem Leben Eiweiß ohne Fett in meinen Magen. Ganz ohne Fett. Und wurde deshalb sofort verdaut. Fett nämlich lähmt die Verdauung. Das wissen Sie gut, wenn Sie einmal ein Steak abends gegessen haben und es sechs bis acht Stunden im Bauch haben. Fett lähmt die Verdauung und lässt die wertvollen Aminosäuren aus dem Steak nur ganz langsam in Ihr Blut tröpfeln. In kleinsten Konzentrationen. Sie erleben nie ein jähes Anfluten.

Gerade dies geschah mir mit dem trockenen Fisch im Magen. Ein jähes Anfluten der wertvollen Aminosäuren aus dem Fisch. Unter diesen 22 Aminosäuren war auch Tryptophan. Die wohl wertvollste. Aus der der Mensch direkt Serotonin, das Glückshormon, macht, machen sollte. Nur leider wird Tryptophan im Blut immer in Schach gehalten von sieben Konkurrenten. Gleich großen Aminosäuren, die das Tryptophan sehr erfolgreich verdrängen von dem kleinen Türchen ins Gehirn, wo das Tryptophan hochsteigen sollte, zu Serotonin werden könnte. Sieben gegen eins – es kommt nie genügend Tryptophan in Ihr Gehirn.

Außer Sie heben in diesem Moment den Insulinspiegel an. Und dies passierte in dem Restaurant an der Côte d'Azur. Das Dessert kam. Der Insulinspiegel stieg an, die sieben Konkurrenten verschwanden in der Muskelzelle, Tryptophan von dem Fisch blieb alleine übrig, strömte in mein Gehirn, wurde zu Serotonin und … ich legte beim Dessert den Löffel weg, Glück durchströmte mich,

ich dachte: »Mein Gott, hast du ein schönes Leben« und genoss die Aussicht. Ein unvergesslicher, rauschartiger Glückszustand.

Schweine im Glück

Aggressionen kenne ich auch. Im Alltag. Wenn man zu viel um die Ohren hat, wenn man sich überlastet fühlt, wenn die Zeit hinten und vorne nicht reicht … wird man aggressiv. Ungnädig. Zu seinen Angestellten, zu seinen Mitmenschen, in der eigenen Familie.

Ungut. Weiß man selbst. Nur: Was tun? Fällt mir immer wieder Prof. Dr. Holsboer aus München ein. Direktor des Max-Planck-Institutes. Also ganz oben. Der ja schon so wenig fassbare Zustände wie Depression eine Stoffwechselentgleisung nannte. Sollte das für Aggression auch gelten? Ja. Steht in der Fachzeitschrift *Applied Animal Behaviour Science*. Da haben Forscher in den USA Schweine gefüttert. Mit verschiedenen Diäten. Eine enthielt **2,5-mal mehr Tryptophan** als üblich. Und prompt wurden die Schweine »sanftmütig«, reagierten die Tiere in Tests weniger aggressiv.

Wissen Sie, weshalb das bei Schweinen so wichtig ist? Dann verletzen die sich weniger. Geraten die weniger schnell in Panik. Und die Züchter sparen Geld für Medikamente ein. Oh! Heißt für uns: Sanftmut kann man essen. Tryptophan. Das daraus entstehende Serotonin heißt übrigens auch Chefhormon. Weil es Abstand gibt, souverän macht.

Souverän!

GEHEIMNIS GESUNDHEIT

Die Tryptophanpille

Tryptophan entspannt und fördert den Schlaf. Denn aus Tryptophan bildet der Körper Serotonin, das Hormon der inneren Ruhe, der Ausgeglichenheit, des Glückes. Sie leiden unter einem chronischen Müdigkeitssyndrom? Sieht der Arzt, wenn er einen Blick auf Ihr Blut wirft. Dann haben Sie nämlich weniger Tryptophan und Carnitin im Blut. Wer im Stress ist, unter Angstzuständen oder Schlaflosigkeit leidet oder wer mit dem Rauchen aufhören will, sollte auf eine Extraportion Tryptophan achten. Bei Mangel drohen Depressionen bis hin zu Psychosen. In den USA nimmt man als Einschlafhilfe 500 Milligramm Tryptophan – wirkt ohne Nebenwirkungen. Gibt es übrigens als einzige Aminosäure vorrätig in jeder Apotheke. Und sollte in der richtigen Dosis vom orthomolekularmedizinisch versierten Arzt verschrieben werden.

Leistung, Lebensfreude,
Lebensenergie = Sauerstoff

Ohne Sauerstoff ist Leben nicht möglich. Eine banale Feststellung. Meinen Sie. Wissen Sie, was mir bei solchen Sätzen sofort einfällt: Wie lebt es sich mit halb so viel Sauerstoff?

Wie so oft kenne ich die Antwort: Ich hab's persönlich erlebt. Als in einer Notfallaktion vier Liter Blut in mich hineinlaufen … mussten (der Mensch hat nur fünf).

Nun komme ich zu Ihnen. Zum Sportler. Der glaubt, er könne Sport treiben mit Hämoglobin 13. Tja. Jeder Leistungssportler (männlich) hat 17. Und bei den Leichtathletik-Weltmeisterschaften war der Mittelwert, wie Sie wissen, 19,3. Wie auch immer. Hämoglobin. Der rote Blutfarbstoff, der den Sauerstoff im Blut transportiert, ist aber nur ein erster Schritt. Entscheidend ist Myoglobin, der Stoff, der den Sauerstoff im Muskel aufnimmt und speichert. An die Mitochondrien im Muskel weitergibt. Und Myoglobin können Sie direkt nicht messen. Freilich indirekt: mit dem Eisenspeicher Ferritin.

Verstehen Sie jetzt, weshalb ich auf Ferritin so großen, so übergroßen Wert lege?

Aber es kommt noch besser: Der Molekulargenetiker Hankeln/Mainz berichtet über ein drittes, bisher nicht bekanntes Globin. Genannt Neuroglobin. Weshalb so genannt? Weil es die Nerven, weil es das Gehirn mit Sauerstoff versorgt.

Das Gehirn? Jetzt wird's interessant. Also sollte man wohl auch vom Neuroglobin so viel wie möglich haben. Und wie macht man das?

Hämoglobin. Myoglobin. Neuroglobin. Alle drei Globine. Eiweiße. Bestehend aus Aminosäuren. Neuroglobin aus 151 Stück. Die Aminos messe ich in meiner Praxis täglich. Und finde erschreckend viele Defizite … Ohne genügend Aminosäuren nicht genügend Globine. Und ohne Globine kein Sauerstoff. Heißt: Leistung eingeschränkt. Lebensfreude eingeschränkt …

Denken Sie jetzt noch einmal über Ihr Gedächtnis nach. Oder über Ihre – na ja – Marathonzeit. Oder über das Schnaufen beim Treppensteigen: Stichwort Sauerstoff.

Lebensfreude, Lebensenergie ist abhängig vom Sauerstoff. Und dafür brauchen Sie Aminosäuren. Hoffentlich, hoffentlich haben Sie genug.

GEHEIMNIS GESUNDHEIT

Aminosäuren sind Medizin

In der Mikronährstoffmedizin sind Aminosäuren nicht wegzudenken. Sie helfen, richtig eingesetzt, viele Beschwerden lindern, zum Beispiel Atherosklerose, Allergien, Asthma, ADHS, Bluthochdruck, Diabetes, Herz-Kreislauf-Erkrankungen, Schlafstörungen, Depressionen … Oft hilft schon die Gabe der Aminosäuren alleine, oder man gibt sie als Begleitung zu anderen Therapiemaßnahmen. Man muss nur wissen: wie viel? Und das erzählt dem Orthomolekularmediziner das Blut. Erst messen – dann auffüllen.

forever
young

ein lebensgefühl.

> das »jetzt« voller lebensenergie und freude begleitet von einem fröhlichen blick in die zukunft.

> lebensfreude und sicherheit – nämlich das wissen, sich mit 90 noch die schuhe selbst zubinden zu können.

> forever young muss, kann, darf man leben.

fangen sie einfach an!

Forever young heißt:
Von Kindern lernen

Ich bin Arzt. Daher lerne ich. Täglich. Und am meisten und am eindrücklichsten lerne ich von Kindern. Kinder lachen 400-mal am Tag. Erwachsene 16-mal. Kinder laufen täglich zehn Kilometer. Erwachsene einen einzigen. Kinder haben Träume – Erwachsene haben Angst.

Noch einmal: Kinder haben Träume – Erwachsene haben Angst.

Drum ist das Wichtigste in meinem Beruf eben nicht das Drohen, die Warnung vor Ihrem Cholesterin und dem Blutzucker, sondern die Einladung: Wecken Sie das Kind in sich! Glauben Sie wieder (Glauben kann man machen! Machen heißt Technik!), also glauben Sie wieder an das Glück, an das Lächeln und an die Kraft, die in Ihrem Körper steckt. Lernen sie wieder zu lachen, zu laufen und zu wünschen wie ein Kind.

Schwierig? Wieso? Sie haben es doch schon einmal gekonnt! Nachweislich waren Sie ein Kind! Und dann brauchen Sie noch ein paar Vitalstoffe, die Ihre 70 Billionen Körperzellen glücklicher machen, und ein paar Anti-Stress-Rezepte – und Sie werden täglich jünger und jünger und jünger …

Was man von Kindern lernen kann

Jünger werden ist kinderleicht. Wenn man verstanden hat, dass alte Menschen sich anders bewegen. Langsamer. Vorsichtiger. Bedächtiger. Und eine andere Körperhaltung einnehmen.

Deshalb beginnt »alt werden« bei Ihnen viel zu früh. Sie wählen nämlich viel zu früh Bewegungen und eine Körperhaltung, die Ihrer Vorstellung von – ja wovon denn? – entspricht. Ihrer Vorstellung von Würde? Ihrer Vorstellung von gehobener gesellschaftlicher Stellung? Und die Haltung, das Benehmen, die Bewegung solcher Menschen entspricht oftmals genau … dem älteren Menschen. Wenn Sie ganz bewusst wieder jugendliche Bewegung, jugendliche Haltung in Ihren Alltag einbauen, wird nicht nur die Beweglichkeit verbessert, sondern der ganze Mensch sichtbar verjüngt und neu belebt. Richten Sie sich auf. Schreiten Sie elastisch. Hüpfen Sie wieder auf der Straße. Setzen Sie sich auf den Boden. Werden Sie jünger!

Der Forever-young-Cocktail

Wissenschaft ist in aller Regel langweilig. Hat mit dem Leben, mit unserem Leben, mit unseren Interessen häufig wenig zu tun. Nur manchmal trifft Wissenschaft ins Schwarze. Voll. Kanadische Forscher haben der Öffentlichkeit soeben einen Wundercocktail vorgestellt, einen Wundercocktail, der nicht nur das Leben verlängern soll, sondern eben auch die Leistungsfähigkeit bis ins hohe Alter erhalten soll. Träume …?

Die Wissenschaft macht aus Träumen Realität. Der Wundercocktail der kanadischen Forscher zielt auf drei zentrale Punkte:

▶ Er erhöht die Leistung der Mitochondrien. Unserer Energiekraftwerke.

▶ Er fängt möglichst viele freie Radikale weg. Die die Erbsubstanz angreifen und schädigen. Bekannt.

▶ Und er will die Insulinresistenz verhindern. Das Ansprechen der Körperzellen auf Insulin möglichst hochempfindlich machen und so den Insulinspiegel tief halten.

Das Gebräu hat man bisher an Mäusen getestet. Verständlich. Beim Menschen bräuchte man ja 50 bis 60 Jahre, um den Erfolg abzuwarten. Man hat bewiesen, dass Mäuse auch im hohen Alter lebendig, also voll Antrieb und Beweglichkeit blieben, dass sie länger lebten und dass auch die Hirnchemie der Tiere weniger Veränderungen zeigten als bei Kontrolltieren. Dass also »die Lebensqualität bis ins hohe Alter erhalten blieb«.

Die Zutaten dieses Wundercocktails kennen Sie. Sie ahnen, dass der Cocktail nicht aus dem geliebten Vollkornbrot (Exministerin Ulla Schmidt) oder aus den gepriesenen Nudeln (DGE) besteht. Sondern aus: Vitamin B1, B3, B6, B12, Vitamin C, Vitamin D, Vitamin E, Folsäure, Betacarotin, Carnitin, Flavonoiden, Chrompicolinat, Glutathion und Acetylcystein. Dazu Mangan, Selen, Kalium, Magnesium, Q10 und Extrakt aus Knoblauch, Ingwer, Ginkgo,

Ginseng und grünem Tee. Dazu eine Prise Melatonin und obendrüber Lebertran und Leinsamen.

Wohl bekomm's! All das, was daran kompliziert klingen mag, ist einfach: Das sind die 47 essenziellen Substanzen, von denen ich immer spreche. Die ich Ihnen so dringend ans Herz lege. Die Sie wenigstens einmal im Leben in Ihrem Körper messen lassen sollten.

... und auch das Schnarchen ist weg!

Das berichtet aufgeregt, glücklich aufgeregt, eine mir unbekannte Dame. Am Telefon. Sie sei jetzt 63 Jahre alt. Fühle sich so jung wie nie. Und sie hätte in ihrem Leben doch schon alle Diäten ausprobiert. Alle. Brav. Davon leben ja die Frauenzeitschriften. Und die schreibenden Ernährungsexperten. Brav hat sie alle die Diätvorschriften ausprobiert. Genützt hätte es nichts. Bisher. Stimmt. Bestätigen gerne zwei Drittel aller Deutschen.

Aber dann hätte Sie, so immer noch glücklich am Telefon sprudelnd, im Juli 2009 von einem ganz einfachen Gesetz gehört. Einen ganz simplen Satz, nämlich:
»Kohlenhydrate stoppen die Fettverbrennung.«
Und nun hätte sie vom Juli 2009 bis jetzt, Februar 2010, 27 Kilo abgenommen. Klingt zunächst nicht viel, heißt aber übersetzt in ihre eigene Sprache:
von Kleidergröße 48 auf Kleidergröße 38.

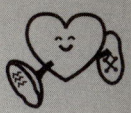

Das klingt schon ganz anders. Aber, so meint sie, dass sei ja noch nicht alles. Endlich sei ihr quälendes, sie seit Jahren quälendes Sodbrennen einfach weg. Und das Schnarchen sei auch weg. Und sie sei »so fit wie nie«!

Solche Erlebnisse verändern den Menschen. Oft zum Leidwesen der Umgebung. Über die Umgebung nämlich berichtet die Dame ebenfalls per Telefon:

Der Schwager sei 13 Kilo leichter, der Mann sei 16 Kilo leichter, der Sohn sei 5 Kilo leichter. Kenne ich. Söhne sind besonders renitent. Folgen der Mama nicht so recht. Kenne ich gut.

Fazit: Das Telefonat dauerte 18 Minuten. So viel Glück in so kurzer Zeit. Ich habe tagelang innerlich gestrahlt. Danke, Maria!

GEHEIMNIS GESUNDHEIT

Einmal eine Woche danebenzielen

Wenn du etwas erreichen willst im Leben, dann ziele nicht ins Schwarze, ziele daneben. Lass einfach mal die Kohlenhydrate weg. Nur eine Woche. Und schon verändert sich das ganze Leben. Die Polster schwinden, obwohl das so nicht in *Brigitte* steht, das Sodbrennen bleibt aus, obwohl man die verordneten Pillen nicht nimmt, der Mann zieht wieder ins Schlafzimmer, weil es dort so leise ist ...

Immer jünger

Forever young ist für manche deutsche Professoren Quatsch. Unfug. Der liebe Gott denkt hier anders. Die Natur zeigt uns täglich, dass Forever young längst Fakt ist. Nur: Wer von uns guckt denn hin? Wer? Es gibt privilegierte Berufe. Förster ist ein solcher. Und ein Förster schreibt mir folgende Beobachtung:

> »Ich habe noch nie gelesen oder selber gesehen, dass ein uraltes Reh im Wald langsamer flüchtet als ein junges, niemand würde danach das Alter eines Rehs bestimmen wollen. Bei anderen Tieren ist es genauso.«

Verstanden? Sie können ein uraltes Reh von einem jungen Reh nicht unterscheiden. Das alte Reh ist genauso schnell, hat die gleichen Reflexe, die gleiche Ausdauer, die gleiche Lebenslust wie ein junges. In der Natur ist Forever young längst Realität. In der Naturwissenschaft auch. Längst hat Professor Pette, Konstanz, bewiesen, dass die 80-jährige Muskelzelle nicht weiß, dass sie 80 ist. Dass sie – biochemisch beweisbar – exakt so trainierbar ist wie die 20-jährige Muskelzelle.

Längst hat Professor Eysel, Uni Bochum, ein Physiologe, uns gezeigt, dass das »menschliche Gehirn den Alterungsprozess nicht nur stoppen, sondern sogar umdrehen kann«. Korrekt also müsste es heißen: Forever younger. Unvorstellbar für den Normalmensch. Wir glauben tatsächlich immer noch, dass der Mensch altert und dabei schwächer wird, langsamer wird, gebrechlicher wird, verfällt. Schlichter Unfug. Ist zwar so, muss aber nicht so sein.

Der Brief des Försters hat mich fasziniert. Ein wacher Mensch.

GEHEIMNIS GESUNDHEIT

Jung bis zum Schluss

Man weiß: Die Muskelleistungsfähigkeit, das heißt, schnell dynamische Bewegungen durchführen zu können, schnell vom Stuhl aufzuspringen, ist für 120 Jahre ausgelegt. Altern heißt Abbau von Muskelleistung. Das kann man verhindern. 100 Prozent. Man muss den Muskel nur bewegen – und ihn dehnen.

Der Forever-young-Blickwinkel

Ihre Gedanken bestimmen Ihr Leben. Ihre Zukunft. Ihr Glück. Mit Ihren Gedanken beeinflussen Sie nicht nur, Sie gestalten tatsächlich jeden einzelnen Tag. Das ist sowohl Quantenphysik pur wie auch gewonnene Lebenserfahrung jedes Arztes. Der Sie jahrelang erlebt. Meist in Ihrem Leid. Entscheidend ist eben Ihr Blickwinkel. Die Art, wie Sie das Leben betrachten.

Beispiel Nobelpreis: Da bekommen also im Jahr 2009 drei Forscher den Nobelpreis für Medizin. Für ihre Arbeit über

Telomere. Telomere sind die Schutzkappen auf den Chromosomen. Die Schutzkappen werden immer kürzer – und wenn sie weg sind, dann sind Sie tot. Es geht also darum, die Schutzkappen möglichst lange zu erhalten, möglichst sogar zu verlängern.

Jetzt gibt es zwei Betrachtungsweisen. Zwei Blickwinkel. Den einen, den typisch deutschen, finden Sie in den Medien. Übrigens in allen. So in der *WAMS* Nr. 41 vom 11.10.09. Dort werden diese Telomere erklärt **durch Krankheiten.** Telomere hätten es ermöglicht, spezielle Erbkrankheiten richtig einzuordnen. Einige Haut- und Lungenleiden sowie eine erbliche Blutarmut als Störung der Telomere zu erklären. Und ganz entscheidend seien die Telomere beim Krebs. Verantwortlich für die Bösartigkeit der Krebszelle. Das ist der deutsche Standpunkt. Der seriöse. Von »wissenschaftlichen« Mitarbeitern deutscher Zeitungen.

Es gibt auch andere Betrachtungsweisen. Es gibt Menschen, die anders denken und deshalb ein anderes Leben führen. So ein anderer heißt Peter Greif. Ihr Marathontrainer (hoffentlich). Der mir am gleichen Tag einen wissenschaftlichen Artikel schickte über die Tatsache, dass Menschen, die zeitlebens joggen, deutlich längere Telomere und damit ein längeres Leben haben. Nix Erbkrankheit. Nix Blutkrankheit. Nix Krebs. Längeres Leben. Eine andere Betrachtungsweise, ein anderer Blickwinkel des gleichen Nobelpreises.

Das Schlimme an der Sache ist, dass solche Journalisten, die Zeitungen, die Medien Sie tagtäglich berieseln, behämmern, Ihnen suggerieren, das Leben sei schlimm und böse. Bestände nur aus Krankheit, Terror und Tod.

Mein Vorschlag: Wann immer jemand Ihnen irgendetwas erzählt, fragen Sie ihn zuerst nach seiner Marathonzeit. Wenn er stottert und stammelt, verschließen Sie Ihre Ohren. Nicht nur ich habe die Erfahrung gemacht, dass Läufer das Leben anders betrachten.

Den Nobelpreis für Medizin 2009 gab es also für »Forever young«.

GEHEIMNIS GESUNDHEIT

Das Sterbeprogramm

Ein französischer Sportmediziner hat soeben auf der Radmesse in einem Vortrag lächelnd formuliert: »Wenn sich der Körper nicht bewegt, denkt sich das Gehirn, der Mensch möchte sterben – und schaltet auf ein anderes Programm um.«

Das Sterbeprogramm

Gucken Sie mal in die Zeitung. Wann stirbt der Mensch so gewöhnlich? Warum behaupten dann Wissenschaftler felsenfest, der Mensch sei programmiert für 120 Jahre? Sollte der französische Kollege mit seiner eleganten Bemerkung ins Schwarze getroffen haben? Denn andersrum ist längst bekannt: Eine Stunde Laufen verlängert das Leben um zwei Stunden.
100 Prozent Ertrag.
Läufer sind klug. Die rennen ins Leben.

Das Enzym der Unsterblichkeit

Das Enzym der Unsterblichkeit heißt Telomerase. Kein Witz, sondern wissenschaftliches Fakt. Das Enzym schützt die Telomere, also die Schutzkappen an Ihren Chromosomen, vor dem Abbau, vor dem Verfall. Diese Schutzkappen, die Telomere, lösen sich im Laufe ihres Lebens auf und … der Körper stirbt. Mit mehr von dem Schutzenzym Telomerase lebt der Körper länger.

Mehr von diesem Wunderenzym bitte! Na und? Machen Sie sich's doch!

Die Gebrauchsanweisung finden Sie von Prof. Dr. Ornish in der berühmten medizinischen Fachzeitschrift *Lancet*. Ornish war der Arzt, der als Erster bewiesen hat, dass man verengte Herzkranzgefäße wieder frei bekommt. Ohne Operation. Einfach so. Bewiesen! Und jetzt gibt er eine präzise Gebrauchsanleitung, dieses Wunderenzym Telomerase innerhalb von drei Monaten um 29,84 Prozent (sagt der wirklich!) zu steigern. Ein unglaubliches Angebot.

Wie das geht? Das schreibe ich Ihnen mal wörtlich hin:
▶ Vollwertkost, basierend auf Obst, Gemüse, das volle Korn und kaum Mehl
▶ Nur zehn Prozent Fett (in Deutschland üblich 30 bis 40 Prozent)
▶ Täglich 30 Minuten Walking
▶ Täglich eine Stunde Yoga, Meditation, Visualisation, Muskelentspannung

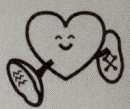

▶ Zum Essen Sojaeiweißpulver, 3 g Fischöl (Omega-3), 100 I.E Vitamin E, 200 µg Selen, 2 g Vitamin C

Das war's. Falls Ihnen das Schema grob bekannt vorkommt, ist das kein Zufall. Es gibt nur eine Wahrheit, mit geringen Modifikationen. Forever young.

Viele von Ihnen leben ja bereits so: Obst, Gemüse, Eiweiß, Bewegung, Meditation und … Nahrungsergänzungsmittel. Viele von Ihnen haben bereits 30 Prozent mehr von dem Enzym der Unsterblichkeit im Blut. Der entscheidende Punkt: Hören Sie nicht auf die Glücksverheißungen der ach so wohlmeinenden Pharmafirmen. Die Natur ist stärker. Soeben von Prof. Ornish erneut bewiesen.

Vitamine verlängern die Telomere

Telomere sind also ein Maß für die Lebensdauer Ihrer Körperzellen und damit für Ihre Lebensdauer.

Fest steht: Fetter Fisch, sprich Omega-3, und zwar je mehr, desto besser, schützt die Telomere vor dem Abbau. Und verlängert so die Lebensspanne.

Lassen Sie mich das Bild ergänzen: Das gilt auch für bestimmte Vitamine. Vitamine – die in Deutschland so verächtlich ins Sündereckchen gestellten, aber lebensnotwendigen Substanzen –, Vitamine also verlängern ebenfalls Ihre Telomere und damit Ihr Leben. Bewiesen. Hätten Sie's gewusst?

▶ Vitamin D verlängert die Telomere (*Am J Clin Nutr* 2007; 86).
▶ Vitamin C verlängert Telomere (*Lif Sci* 1998; 63).
▶ Vitamin E verlängert Telomere (*J Cell Biochem* 2007; 102).
▶ Folsäure verlängert Telomere (*J Nutr* 2009; 139).
▶ Multivitamine verlängern Telomere (*Am J Clin Nutr* 2009; 89).

Eine beeindruckende Liste. **Das** ist Wissen. Ist medizinische Wissenschaft, von der ich immer wieder traurig feststelle, dass sie an Deutschland fast spurlos vorbeigeht.

Hier bei uns sind heute noch Multivitamine und Einzelvitamine verpönt. Überflüssig. Hier bei uns vertraut man wider besseres Wissen der »abwechslungsreichen Kost«. Die nachweislich und wiederholt gemessen von diesen Vitaminen viel zu wenig enthält.

Vitamine nicht zu ergänzen, nicht zusätzlich einzunehmen heißt, sein Leben zu verkürzen. Wenn Sie den Satz umdrehen, erkennen Sie die Frohbotschaft.

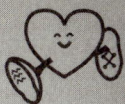

Länger jung – der erneute Beweis

Bewegung macht Ihr Gehirn jünger. Buchstäblich. Bewegung vergrößert das neuronale Netz, also die Verknüpfungen der Gehirnzellen, und vermehrt sogar die Anzahl der Gehirnzellen selbst. Ein bewegtes Gehirn also kann sich nicht nur mehr merken, sondern auch schneller und bunter denken. Diese Tatsache hat sich ja nun ganz langsam sogar in *Spiegel* und *Stern* herumgesprochen.

Bewegung verjüngt auch den Körper. Bewiesen wurde das bisher indirekt an Messungen wie VO_2max, Durchblutung und anderen Parametern. Jetzt endlich der endgültige, der direkte Beweis: Mittlerweile kennen Sie den Begriff Telomere. Das sind die Enden der Chromosomen. Die werden im Laufe des Lebens immer kürzer, bis sie aufgebraucht sind und die Zelle stirbt. Hoffentlich erst mit 120 Jahren.

Britische Forscher haben nun an 1000 Zwillingspaaren (genial!) die Länge dieser Telomere gemessen und herausgefunden:

Der Abbau der Telomere lässt sich durch körperliche Aktivität bremsen.

Die sportlichen Zwillingshälften wiesen im Vergleich zu den unsportlichen eine Telomerlänge auf, die einem Altersunterschied von etwa zehn Jahren entsprach. Irgendwelche genetischen Faktoren entfallen bei Zwillingen. Und andere Gründe wie Rauchen oder Übergewicht hatten die Wissenschaftler dabei schon herausgerechnet.

Kommentar: Laufen macht jünger. Jetzt eindeutig an der Zelle selbst bewiesen. Mein lächelnder Vorwurf an Sie: Sie bleiben gedanklich immer stehen. Sie überlegen nicht, wie viel diese Zwillinge gelaufen sind. Wetten, nicht mehr als 40 Kilometer pro Woche? Was passiert denn eigentlich bei 80 Kilometern? Oder bei 120 Kilometern?

Sehen Sie, schon glänzen auch meine Äuglein …

Fit lebt länger

Das beweist uns – ganz neu 2010 – wieder einmal Dr. U. Laufs von der Saarland-Universität. Ein Spezialist für Telomere. Für die Schutzkappen an Ihren Chromosomen. Ich sag es noch einmal: Je länger die Schutzkappen, desto länger Ihr Leben.

Dr. Laufs hat die Länge dieser Telomere, also die Lebenserwartung von deutschen Leichtathleten (Durchschnittsalter 20), gemessen – und von regelmäßigen Joggern und Marathonläufern im mittleren Alter. Wöchentliche Laufleistung freilich 80 Kilometer. Das Ergebnis hat er verglichen mit gesunden Nichtrauchern, die nicht regelmäßig gelaufen sind.

Gefunden hat er, dass die Telomere, also die Lebenserwartung, bereits bei 20-jährigen Leichtathleten verlängert war. Für mich nicht ganz selbstverständlich. Weil die natürlich auch hart trainieren. Im Sauerstoffunterschuss trainieren. Was der Gesundheit eigentlich abträglich ist.

Viel länger aber waren die Telomere von Langzeitjoggern. Von Menschen, die schon Jahrzehnte regelmäßig laufen. Na – das freut uns doch. Da werden wir wieder bestätigt.

Fazit: Laufen verlängert das Leben. Eindeutig molekulargenetisch bewiesen. An den Telomeren (Nobelpreis 2009). Zunehmend spekulieren die Wissenschaftler, ob nicht genau diese Telomere, die Länge dieser Schutzkappen, der entscheidende Punkt dafür sind, dass Läufer weniger Herzinfarkt bekommen. Weniger Krebs bekommen. Weniger krank sind. Und gerade deshalb länger leben.

Interessanter Gedanke. Veröffentlicht in *Circulation* 2010. Forever young.

Schlank lebt länger

Übergewicht raubt Lebenszeit. Den endgültigen Beweis finden wir in zwei soeben veröffentlichten wissenschaftlichen Studien, die sich endlich einmal auf so viele Teilnehmer stützen, dass sie nicht mehr bezweifelt werden können. Eine amerikanische mit über 500 000 und eine koreanische mit 1,2 Millionen Menschen. Also auch zwei kulturell und vom Lebensstil her völlig verschiedene Völker. Beide Studien kommen zum selben Ergebnis:

Schlank lebt länger.

Ausdrücklich eben nicht, wie bisher noch behauptet und geglaubt: Ein paar Pfunde mehr machen nichts aus. Sondern im Gegenteil: Die paar Pfunde mehr verkürzen Ihr

Leben. Präziser: Leichtes Übergewicht im mittleren Alter lässt das Risiko eines vorzeitigen Todes um 20 bis 40 Prozent steigen. Fettleibige Menschen haben sogar ein zwei- bis dreifaches Risiko, früher zu sterben.

Bisher unbestritten und erneut bestätigt wird in diesen Studien, dass zu dünn genauso wie zu dick Ihre Lebensspanne verkürzt. Zu dünn heißt BMI unter 20, zu dick heißt BMI über 27. Schlank lebt länger bezieht sich auf den BMI von 20 bis 24. Schlank. Die Basis von Forever young. Mit anderen Worten: Laufen lohnt.

GEHEIMNIS GESUNDHEIT

Der Body-Mass-Index ist out

Der Body-Mass-Index (BMI) errechnet sich aus Körpergewicht geteilt durch (Körpergröße in Metern) hoch zwei. Ein Wert unter 19 heißt Untergewicht. Ein Wert von 20 bis 24 ist okay, darüber beginnt Übergewicht. Der BMI ist umstritten, weil er den prozentualen Anteil an Muskeln und Fett nicht berücksichtigt. Eine Körperfett-Analysewaage liefert genauere Daten.

Drei Amerikaner ...

... drei Ärzte, drei Wissenschaftler haben sich um die Volksgesundheit besonders verdient gemacht. Sie kennen alle drei: Kenneth H. Cooper, Dean Ornish, Candace Perth.

Cooper ist der wissenschaftliche Mitbegründer der amerikanischen Laufbewegung. Mit seinem Buch »Aerobics«, 1968. Cooper ist Arzt. Gründer des Cooper-Instituts in Texas. 650 Mitarbeiter. 19 Bücher. 30 Millionen Auflage. Hat leider auch den Cooper-Test entwickelt: Zwölf Minuten volle Pulle rennen. Wer am weitesten kommt, ist am fittesten. Nachlesen, machen, leiden.

Ornish hat uns gezeigt, dass Sie die Herzkrankheit, die Herzkranzgefäßerkrankung durch Änderung des Lebensstils, also ohne Tabletten, in den Griff bekommen. Und mit der gleichen Methode Krebsgene stumm stellen können. Und mit der gleichen Methode Telomere verlängern, also Ihr Leben verlängern können. Wurde daraufhin 2009 zu einem der einflussreichsten Menschen seiner Zeit gewählt.

Perth hat die Endorphine entdeckt. Körpereigenes Rauschgift. Unsere Glückshormone. Und das nicht nur in unserem Gehirn, sondern im ganzen Körper. Hat uns ein neues Verständnis unseres Immunsystems beschert. Forscht im NIH. Also ganz oben. Ihr aufregend spannendes Buch »Moleküle der Gefühle« liest man wie im Rausch.

Allen drei gemeinsam ist die Tatsache, dass sie gemessen haben. Also Wissenschaftler sind. Und alle drei kamen sie zu der grundsätzlichen Erkenntnis, dass der heutige, der zivilisierte Mensch **zusätzliche Vitamine braucht.**

In besonders eindrucksvoller, menschlich ansprechender Weise vom Laufpapst Kenneth Cooper bereits 1994 beschrieben in seinem Buch »Antioxidant Revolution«.

In dem er dem staunenden Leser (damals auch mir) eine wissenschaftliche Arbeit nach der anderen zitiert, um den Segen von Vitaminpillen zu belegen.

Großen Menschen, erfolgreichen Menschen höre ich zu.

... und Herr Doktor Frank

Sandra Maischberger ist beliebt. Wird gerne gehört. Unterhält sich mit interessanten Menschen. Sorgfältig ausgewählten Menschen. So mit einem Dr. med. Gunter Frank, Facharzt für Allgemeinmedizin und Naturheilverfahren.

Der der erleichtert aufatmenden deutschen Bevölkerung endlich einmal unverblümt die Wahrheit sagt. Wörtlich: »Es gibt keine belastbaren Daten, dass das (ungesunde, U.S.) Essen irgendwie das Leben verkürzt, zu Krebs oder Herzinfarkt führt.«

»Übergewicht schadet der Gesundheit nicht.«

Na endlich mal ein klares Wort. Danke, liebes n-tv, für den klug gewählten Gast. Da fällt dem dicksten Volk Europas doch ein dicker Stein vom Herzen. Uns Deutschen.

Gleichzeitig lese ich im *New England Journal of Medi-*

cine, einer der angesehensten medizinischen Fachzeit-schriften, von einer Studie mit 4857 Kindern, die 24 Jahre beobachtet wurden. 24 Jahre! Dort steht: Bei starkem Übergewicht war das Risiko der Kinder für einen vorzeitigen krankheitsbedingten Tod mehr als verdoppelt. Und »auch ein erhöhter Blutzucker und eine Hypertonie – beides Folgekomplikationen der Adipositas – erhöhten das Risiko für einen frühen Tod um etwa 70 Prozent bzw. 50 Prozent«.

Was solche Fachzeitschriften an tausenden Kindern in 24 Jahren so alles für Unfug beobachten. Aber: n-tv bringt uns beruhigende Wahrheiten ins Haus.

GEHEIMNIS GESUNDHEIT

Übergewicht ist nur gefährlich ...

... solange Sie nicht fit sind. Werden Sie fit. Fangen Sie mit dem Laufen an. Mit dem richtigen Puls. Wie das geht, lernen Sie zum Beispiel in einem Forever-young-Seminar. Dann müssen Sie sich um Ihre Kilos auch keine Gedanken mehr machen. Sobald Sie fit sind, schwinden die von selbst.

Das Geheimnis heißt: »Erleben«

Hat mir soeben ein Kollege nahegebracht. Ein Arzt, niedergelassen seit 20 Jahren. Also ein Mensch mit sehr, sehr viel praktischer Erfahrung. Dem zufällig ein Buch (Titel: »Frohmedizin«, erschienen im Heyne Verlag) in die Hand fiel und der daraufhin zunächst sein eigenes Leben verändert hat. Bitte lesen Sie mit:

»Zunächst begann ich, die eigene Gesundheit wieder wichtiger zu nehmen, lebte plötzlich sehr kohlenhydratarm und eiweißreich, verlor Gewicht, bekam meine alte Kondition und Laune wieder. Ich laufe seither wieder jeden Tag und bin heute stolz auf meine Kondition. Ich begann meine Patienten mit anderen Augen zu sehen, erlebte, wie wichtig ein hoher Gesamt-Eiweißspiegel für die Kondition und das Immunsystem ist, begann selbst alten, dialysepflichtigen Patienten klarzumachen, dass sie ohne Kohlenhydrate fast kein Insulin mehr brauchen, Gewicht verlieren, viel fitter sind! Erlebte alte und aufgebrauchte Patienten mit neuer Kraft und Lebensmut.«

Der hat's erlebt. Gespürt. Und das kann man nur erspüren, wenn man sich selbst verändert hat. Und es gibt nichts Beglückenderes als zu erleben, wie selbst »alte und aufgebrauchte Patienten« plötzlich wieder jung werden, neue Kraft haben, neuen Lebensmut schöpfen!

Menschen führen heißt: andere Menschen begeistern. Und das kann man nur, wenn man selber begeistert ist.

Genau dies hat der Kollege erlebt. Am eigenen Leibe. Und erlebt jetzt bei seinen Patienten »neue Kraft und Lebensmut«. Was mehr kann ein Arzt sich wünschen?

Sie glauben wirklich nicht, wie sehr ich mich über solche Berichte freue. Wie ein kleines Kind.

»Vitamin E verkürzt das Leben«

Diese Weisheit können Sie seit zwei Jahren in jeder deutschen Zeitung nachlesen. Da gäbe es nämlich eine Studie. Werde ich gerne darauf hingewiesen (»… wissen Sie das nicht, Dr. Strunz?«), darum erlauben Sie mir bitte ein bisschen Aufklärung – hautnah, spannend, aktuell.

Die dramatische Warnung bezieht sich auf die Studie von Professor E. R. Miller (2005) und ist gar keine Studie, sondern eine Metaanalyse, also eine nachträgliche Auswertung von alten Studien, die zu einem ganz anderen Zweck angelegt waren.

Und im Titel heißt es »… high dosage …«. Will sagen, die Studie ergibt in Wahrheit, dass normale Dosen Vitamin E das Leben verlängern. Und dass erst höhere Dosen (1 g, 2 g) das Leben verkürzen. Wo steht das in deutschen Zeitungen? Sie schlucken nämlich im Allgemeinen niedrigere Dosen. Außerdem steht im Titel »… may increase …«. Will sagen: Das mag so sein. Oder auch nicht. Professor

Miller behauptet die typisch deutsche Katastrophenwarnung überhaupt nicht.

Und dann liest man, dass diese Metaanalyse nur 19 Studien umfasst. Nun gibt es Hunderte von Vitamin-E-Studien. Weshalb dann nur 19 ausgewählt? Weil nur in 19 gestorben wurde. Also nur in 19 Studien an schwerkranke Menschen in den letzten Monaten oder Jahren ihres Lebens Vitamin E verabreicht wurde. Also Krebskranken, Patienten auf der Intensivstation usw. Wörtlich: »... die waren unterernährt oder Hochrisikogruppe«. Selbst Professor Miller stellt fest, dass »... sich diese Ergebnisse nicht auf gesunde Erwachsene übertragen lassen«. Wo steht dies in deutschen Zeitungen?

Und jetzt kommt der Witz: Wenn Sie diese kläglichen 19 Studien einmal auseinandernehmen, finden Sie, dass in 18 Studien die Mortalität eben nicht signifikant ansteigt. Dass hier kein negativer Vitamin-E-Effekt nachgewiesen wurde. Nur in einer einzigen Studie gelang dies. In einer von 19. Es steht also 18 gegen 1.

Zusammenfassend: Also in einer einzigen von 19 wiederum aus Hunderten gezielt ausgewählten Vitamin-E-Studien sind schwerkranke Menschen früher gestorben.

Bei hoher Dosis. Bei üblicher Vitamin-E-Gabe dagegen wurde das Leben immer verlängert. Und daraus wird in deutschen Zeitungen: »Vitamin E verkürzt das Leben.«

Und Sie erlauben sich, mir das vorwurfsvoll mitzuteilen. Ich bin immer nur fassungslos.

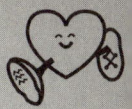

GEHEIMNIS GESUNDHEIT

Vitamine muss man kombinieren

Der Herzdoktor in einer Studie verschreibt Vitamin E. Dann untersucht er nach ein paar Jahren, ob das Vitamin E was gebracht hat, und stellt fest: Nee, hat nix gebracht. Vitamin E schützt das Herz nicht. Warum ist das so? Vitamin E arbeitet in der Zelle. Dort entschärft es ein freies Radikal. Das macht es selbst ein bisschen böse. Es wird selbst zum schwachen Radikal. Zum Glück nur ganz kurz, wenn genug Vitamin C da ist. Vitamin C regeneriert das Vitamin E wieder. Macht aus ihm wieder einen potenten Radikalenfänger. Nun wissen Sie, warum Vitamin E in Studien manchmal nicht wirkt. Vitamin E muss man immer mit Vitamin C verabreichen. Nicht in homöopathischen Dosen, wie sie die DGE empfiehlt, sondern im Grammbereich, also naturnah. Und plötzlich werden die Gefäße wieder jung. Weiß übrigens jede Ratte. Laut *Focus* macht die sich das nötige Vitamin C selbst. Täglich zwischen 5 und 100 Gramm – umgerechnet auf den Menschen. Vitamin E brauchen wir übrigens 100–400 Milligramm. Und Vitamin C 1 bis 3 Gramm.

Ewige Jugend von
den Osterinseln

Dort nämlich und anscheinend nur dort gibt es einen Bakterienstamm, der **Rapamycin** produziert. Gibt's als Kapsel in der Apotheke. Wurde bisher verwendet, um nach Transplantationen die Organabstoßung zu verhindern. Wurde bisher innen auf Stents (kleine Röhrchen in den Herzkranzgefäßen) aufgetragen, damit die nicht verstopfen. Also bekanntes Mittel.

Und das hat man jetzt alten Mäusen gegeben. Mäusen, die – umgerechnet auf den Menschen – schon 60 Jahre alt waren. Und hat damit deren weiteres Leben dramatisch verlängert. Nämlich knapp 30 Prozent bei den männlichen, knapp 40 Prozent bei den weiblichen Mäusen. Dazu meint Prof. A. Richardson von der University of Texas: »Ich bin seit 35 Jahren in der Altersforschung und habe viele Anti-Aging-Mittel gesehen, die nie erfolgreich waren. Ich hätte nie gedacht, dass wir zu meinen Lebzeiten noch ein vielversprechendes Mittel finden würden.«

Der Witz an diesem ungewöhnlichen Präparat ist, dass es ein Zelleiweiß namens TOR hemmt. Das auch dann gehemmt wird, wenn die Kalorienzufuhr gesenkt wird. Deshalb nimmt man heute an, dass Rapamycin den Stoffwechselzustand simuliert, der bei verminderter Nahrungszufuhr eintritt.

Das ist es! Denn dass wir länger leben, wenn wir weniger essen, ist längst bekannt. Vielfach nachgewiesen. Nur – wer will schon sein ganzes Leben weniger essen? Da macht Rapamycin doch Hoffnung.

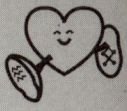

Die Arbeit ist erschienen in *Nature*. Und natürlich wird sofort gewarnt (Sie wissen schon, Experten warnen immer): Rapamycin unterdrückt das Immunsystem und macht damit anfällig gegen Krankheiten. Drum »sollte niemand auf die Idee kommen, das Mittel zu schlucken«, sagt Prof. Cox von der Universität Oxford. Nun ja. Ein Experte.

Ich hab's einfach geschluckt. Rapamycin. Vier Monate lang. Und bin selbstverständlich nicht krank geworden. So viel zu Experten. Deren Denkfehler: Dass Rapamycin bei Menschen mit Organtransplantation, also schwerstkrank, also mit sowieso überbeanspruchtem Immunsystem, dann (und nur dann) schädlich sein mag – einverstanden. Aber soeben wurde doch bei gesunden Mäusen mit normalem Immunsystem bewiesen, dass es nicht krank macht, sondern im Gegenteil.

Denken ist was Schweres.

Sirtuine

Jung? Was hält Sie jung? Natürlich Enzyme. Man nennt sie Sirtuine. Derzeit ein heißes Thema in der Forschung. Dr. Florian Holsboer, vom Max-Planck-Institut in München, sagt im *Focus*-Interview: »Diese Stoffe können negative Alterseffekte ausgleichen und so Zellen verjüngen. Sie werden vermehrt ausgeschüttet, wenn wir uns kalorienarm ernähren. Sirtuine verzögern den Zelltod und wirken indirekt Entzündungen entgegen.« Die Japaner auf der Insel Okinawa werden so alt, weil sie ganz viele aktive Sirtuine haben.

Und warum verfügen sie über so viel mehr von dem Jungbrunnen? Weil sie mehr essen. Sich täglich satt und glücklich essen, dabei aber 20 Prozent weniger Kalorien aufnehmen. Sie essen frisches Gemüse. Seetang. Fisch. Punkt. Da steckt alles drin. Und: hat praktisch keine Kohlenhydrate. Und: Sie lassen Pausen zwischen den Mahlzeiten. Erst nach ein paar Stunden ohne Futter im Bauch gehen die Sirtuine an ihre Arbeit.

20 Prozent. Das ist ein einfaches Ziel, für ein längeres, gesünderes Leben. Das sind 400 Kalorien. Ein Stück Torte weniger, 80 Gramm Nougatschokolade weniger, ein Fisch-Mac weniger – oder eine halbe Stunde mehr Joggen. Diese 400 Kilokalorien sparen Sie ganz natürlich ein mit »Die neue Diät«. Einfach so, ganz nebenbei. Und werden täglich wieder jünger.

Laufen statt Make-up

Make-up hat mich immer gestört. Die Grundidee, sich seiner eigenen Haut zu schämen … Ich konnte mir mein Idealbild von Frau, nämlich eine Triathletin auf der Laufstrecke in Hawaii, immer nur ganz schlecht mit Make-up vorstellen.

Wie man auch in Tirol ganz plötzlich, ohne es zu wollen, das Bedürfnis nach Make-up verliert, schreibt mir soeben eine junge Dame, deren »flüchtiger Blick in bestimmte Bücher« ihr Leben verändert hat:

▸ Ich benötige kein Make-up mehr, da mein Teint nun rosig ist anstatt fahl und glatt ohne Unreinheiten.

▸ Rissige, trockene, stark juckende Haut am ganzen Körper hat sich zu einer toll geschmeidigen Haut umgebildet.

▸ Keine kalten Füße mehr.

▸ Die Müdigkeit am Schreibtisch um drei Uhr nachmittags ist weg.

▸ Kein permanenter Frosch im Hals und dadurch bedingtes Husten mehr. Komplett verschwunden.

▸ 18 kg Gewichtsabnahme, 17 Prozent weniger Körperfett.

▸ Ich kann behaupten, mich mindestens so fit wie vor 20 Jahren zu fühlen.

Unterschrieben mit »cordiali saluti«. Bedeutet: Es gibt ein anderes Leben. Es gibt ein Leben im Glück. Es gibt ein Auffliegen des Adlers in den blauen Himmel.

Laufen, tägliches Laufen ist eben doch genetisch verankert.

Die Wissenschaft, der Krebs – und die junge Haut

Falten, nix als Falten finden Sie bei uns Alten. Im Gesicht. An den Händen. Falten, die durch freie Radikale bedingt sind. Hautalterung ist UVB-abhängig. Bergvölker in großer Höhe haben zwar blitzende Augen, aber viele Runzeln.

Und diese Hautschäden, diese DNS-Schäden (Schäden der Erbsubstanz) führen natürlich auch zu dem UVB-bedingten Hautkrebs. Basaliom.

Hautkrebs interessiert die Menschen wenig. Hautfalten sehr viel mehr. Sehen Sie ja am Botox-Verbrauch in Deutschland. Also hat sich Dr. T. W. Fischer, Oberarzt an der Universität Lübeck, um Abhilfe bemüht. Und sie gefunden.

Dr. Fischer »ist es gelungen, eine neue Rolle von Melatonin als Antioxidans und zellprotektiver Substanz bei UV-induziertem oxidativem Stress und Zellschäden für die Haut zu definieren«. Er berichtet:

»… konnten im Zellmodell nachweisen, dass die antioxidative Wirkung von Melatonin wesentlich intensiver ist als die von Vitamin E oder Vitamin C.«

Speziell an Krebszellen (Melanomzellen) hat Dr. Fischer dokumentiert, dass Melatonin das Wachstum von Tumorzellen hemmt. Damit hat er »innovative Erkenntnisse bei der Prävention von Hautkrebs und Hautalterung gewonnen«.

Guck ich mir meine Hände an und denke nach. Melatonin also. Gibt es ja als Tablette in den USA gegen Jetlag. Brauch ich nicht. Melatonin trag ich immer bei mir.

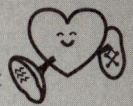
Macht mein Körper aus Serotonin. Und Serotonin macht mein Körper aus Tryptophan. Ununterbrochen. Ununterbrochen deshalb, weil ich meinen Körper mehrmals am Tag mit Eiweiß, also Tryptophan, verwöhne.

GEHEIMNIS GESUNDHEIT

Das Gutenachthormon Melatonin

Melatonin. Das Anti-Aging-Hormon regelt unseren Schlaf-Wach-Rhythmus. Sobald es dunkel wird, kurbelt die Zirbeldrüse die Melatoninproduktion an. Melatonin stärkt das Immunsystem, löst Cholesterinpfropfen von den Gefäßwänden und schützt jede Zelle vor dem Angriff freier Radikale. Wirkt wie Vitamin E und C, nur stärker. Melatonin fördert den Tiefschlaf. Guter Tiefschlaf heißt: viel Wachstumshormon. Und das heißt: schlank im Schlaf. Mit dem Alter produziert die Zirbeldrüse immer weniger Melatonin. Darum nehmen Amerikaner Melatonin wie Bonbons. Empfehle ich nicht. Ist ein Hormon. Im Mäuseversuch erhöht es das Krebsrisiko. Wer es morgens nimmt, ist den ganzen Tag müde. Ich mache es mir selbst. Aus Tryptophan. Tun Sie das auch.

Bis ins hohe Alter

Forscher und Wissenschaftler, die über den Tellerrand hinausgucken, gibt es gar nicht so häufig. Drum horch ich immer auf, wenn einer es dann tut. Das Hinausgucken.

Einer dieser seltenen Wissenschaftler scheint mir Prof. Dr. J. Brüning, Uni Köln, zu sein. Ein Genforscher. Der so weitreichende, zielorientierte Sätze prägt wie: »Wer von jungen Jahren an Diät hält und Übergewicht vermeidet, darf nicht nur darauf hoffen, länger zu leben, sondern im Alter auch gesund zu bleiben.« Denn seine Experimente beweisen: »Die Tiere bleiben bis ins hohe Alter körperlich aktiv, sie sind gesund und erkranken nicht an Diabetes.« Welche Tiere? Kommt noch.

Die Quintessenz der Forschung von Prof. Brüning sind neue Strategien zur Behandlung von Alterskrankheiten: »Das Altern beeinflussen und Erkrankungen verhindern anstatt weiterhin einzelne Erkrankungen wie Krebs, Alzheimer oder Osteoporose getrennt und unter Einsatz einer Vielzahl von Medikamenten zu behandeln.«

Sensationeller Gedanke. Das isses doch! Was sind denn das für Forschungen? Was für geniale Erkenntnisse, die das Herumgewurschtele der Schulmedizin auf den Kopf stellen? Einer Forschung, die dazu führt, dass nicht mehr mit »einer Vielzahl von Medikamenten«, nicht mehr »einzelne Erkrankungen« behandelt werden, sondern die dazu führt, **mit einer globalen Strategie** den Menschen gesund und jung zu halten?

Die Lösung, ganz banal: Prof. Brüning hat Mäuse gentechnisch manipuliert. Er hat das Gen entfernt, das die Insulinwirkung vermittelt. In unseren Worten: Die Mäuse zuckerfrei gemacht. Das war's.

Nur: Das können wir Menschen auch. Das können wir längst. Wie das geht? Tja: Wir Menschen haben da oben so etwa 1,50 Meter über dem Boden eine kleine Öffnung. In die wir zeit unseres Lebens Kohlenhydrate, also Zucker hineinstecken. Oder eben auch nicht. Falls nicht, würden auch Sie all das erleben, was oben als neueste Forschungsergebnisse zitiert wird.

Das Leben ist ganz einfach.

Weshalb die Medizin versagt

Weil es heute gar nicht so sehr um das Wissen, sondern in erster Linie um die Motivation geht. Als ob der heutige, durch das Internet aufgeklärte Patient nicht enormes Wissen hätte. Er tut's nur nicht. Er handelt nicht. Deshalb wird die Motivation die immer wichtigere ärztliche Aufgabe. Das weiß Prof. Dr. Dean Ornish. Einer der berühmtesten Ärzte der USA, wohl der Welt. Weshalb lesen Sie seine Bücher nicht? Der Arzt, der als Erster bewiesen hat (bewiesen mit Herzkatheter), dass Herzkranzgefäßverkalkung rückgängig gemacht werden kann. Allein durch Änderung der Lebensweise. Damals eine Sensation. Heute jedenfalls theoretisch jedem von Ihnen bekannt. Oder etwa nicht?

Das mit der Änderung des Lebensstiles weiß sogar der eine oder andere Kardiologe. Vielleicht sogar in Deutschland.

Prof. Dean Ornish, der erst letztes Jahr bewiesen hat, bewiesen durch Biopsie und genetische Techniken, dass **man Krebsgene stumm stellen** kann. Bewiesen an Prostatakrebs. Dass man also allein mit dem Lebensstil auch Krebs in der Hand hat.

Und dieser berühmte Prof. Dr. Dean Ornish hat auch über seine Rolle als Arzt nachgedacht. Und meint, dass der Hauptfehler der Ärzte der Versuch sei, die Patienten zu motivieren mit »fear of dying«, also mit der Angst vor dem Tod. Er schlägt eine neue Vision vor. Die Vision »joy of living«, also Lebensfreude.

Kommt Ihnen irgendwie bekannt vor? Als wissenschaftlich arbeitender Arzt wollte ich meine Bücher tatsächlich nennen »Nie wieder Krebs« oder »Nie wieder Herzinfarkt«. Dumme Titel. Jetzt heißen meine Bücher »Forever young«. Gescheiter Titel.

Würde auch Prof. Dr. Dean Ornish lächelnd bestätigen. Den übrigens das *LIFE magazine* geehrt hat als »einen der einflussreichsten Menschen seiner Generation«.

Mönche leben trotzdem länger

Es gibt ja Ärzte, sogar Chirurgen, die tagein, tagaus nicht nur wie die Wilden schuften, sondern dabei auch mitdenken. Beobachten. Schlüsse ziehen. Sich etwas merken. Über Jahrzehnte. Und nach einem langen Leben als Hausarzt oder in der Klinik die Menschheit in vier Typen einteilen. So wie die vier Blutgruppen. Der erste Typ sei »geprägt von einem lebenslangen Muster der Hoffnungslosigkeit«. Das mildert sich ab bis zum vierten Typ, der glaubt, »dass glücklich sein eine Aufgabe sei, die man im eigenen Inneren erledige«. So der Neurochirurg Dr. Norman Shealy. Der also von vier Menschengruppen spricht, beginnend mit tiefer Hoffnungslosigkeit, endend beim Sonnyboy (Norman Shealy, Life Beyond 100, Tarcher Verlag).

Und der dann feststellt, dass Menschen aus der ersten Gruppe mit dem Muster **lebenslanger Hoffnungslosigkeit** 35 Jahre jünger sterben als die der vierten Gruppe.

Und woran sterben? 75 Prozent von ihnen sterben an Krebs und 15 Prozent an Herzerkrankungen.

Sehen Sie, deswegen ist das Schlimmste, was ein Arzt tun kann, dem Menschen jegliche Hoffnung zu nehmen. Ihm zu sagen »da kann man nichts mehr machen«. So wie man mir das gesagt hat. Stichwort gebrochene Wirbelsäule.

Oder einem Menschen angeblich »objektiv und wissenschaftlich wahr« zu eröffnen: »Sie haben Krebs.« Das versteht der Patient als Todesurteil. Und stirbt. Ein Arzt muss weitersprechen. Muss über Möglichkeiten sprechen. Über

Spontanheilung. Über neue Ansätze. Über andere Menschen, die es geschafft haben … Sie verstehen mich schon: Er muss Hoffnung machen.

Wer hofft, wer getröstet und voll Zuversicht lebt, lebt … 35 Jahre länger. Wenn ich Dr. Shealy glaube. Tu ich. Erklärt mir nämlich das lange, lange Leben von Mönchen, die ja meine übrigen Gesundheitstipps nun sichtlich nicht ernst nehmen …

GEHEIMNIS GESUNDHEIT

Wie Glaube heilen kann

Was Studien zeigen:

▸ Gläubige Krebspatienten kommen viel besser mit ihrer Diagnose zurecht.

▸ Gläubige sind eher bereit, Sport zu treiben, sich gesund zu ernähren und mit dem Rauchen aufzuhören.

▸ Gläubige rauchen weniger – sehr Fromme sogar bis zu 90 Prozent weniger.

▸ Herzpatienten, die mit Handauflegen und Gebeten therapiert wurden, gesunden besser als konventionell behandelte Patienten.

▸ Hirnforscher fanden heraus, warum praktizierende Buddhisten tatsächlich glücklicher sind als andere. Weil bei ihnen eine bestimmte Gehirnregion, der sogenannte linke präfrontale Lappen, nahezu ununterbrochen aktiv ist – ein für positive Emotionen typisches Merkmal.

Wiedergeburt in Sri Lanka

Es gibt nur eine Wahrheit. Und die kann gefasst werden in die drei Worte: Bewegung – Ernährung – Denken. Das war schon immer so und wird – solange es Menschen gibt – auch immer so sein. Ich persönlich finde diesen schlichten Gedanken außerordentlich beruhigend. Weil ich früher immer geglaubt habe in meiner Hektik, ich würde irgendwas versäumen. Nein, nein: Beweg dich täglich, iss Leben, meditiere. Du versäumst nichts. Wirklich nichts!

Bestätigt bekommen Sie diese simple Einsicht in einem wunderhübschen Brief, der mich heute erreicht hat. Forever young gilt weltweit. Sogar in Sri Lanka:

»Vor kurzem war ich mit meiner Frau in den Flitterwochen in Sri Lanka, wo wir eine einwöchige Rundreise mit einem privaten Führer gemacht haben. Unser Führer war knapp über 60 und sprach etwas Deutsch. Er fragte uns, ob wir den deutschen Autor Dr. Strunz kennen würden, und zeigte uns ein Buch, das er vor Jahren in Sri Lanka auf einem Flohmarkt erworben hatte: »Forever young«. Das Buch hatte er Wort für Wort ins Englische und Singalesische übersetzt, und er berichtete uns täglich, wie dieses Buch sein Leben verändert hätte. Er ging seit Jahren jeden Morgen joggen und führte sein Leben nach den Tipps von Dr. Strunz. Das habe sein Leben körperlich, aber besonders emotional völlig verändert, und er sprach von einer richtigen Wiedergeburt, die er durch die Anreize/Tipps des Buches erfahren hätte.«

Da musste jemand sich wirklich Arbeit machen. Ein ganzes Buch mühsam Wort für Wort übersetzen. Der hatte damit natürlich einen sehr viel tieferen Zugang …

Hier in Deutschland bekommen Sie praktisch alles geschenkt. Nachgeworfen. Und hüpfen deshalb von einem Gedanken zum anderen. Und wundern sich, wenn nichts so richtig klappt im Leben. Lesen Sie den obigen Brief doch bitte noch einmal und denken Sie sich diesmal aufmerksam in jedes Wort hinein. Achtsamkeit. Das macht den Unterschied aus.

So. Und weil mich genau diese Geschichte so gerührt hat, habe ich mir gesagt: Nun schreibst du noch einmal ein Buch. Forever young. Das neue Buch. Mit den neuesten Erkenntnissen – und deinem eigenen zehn Jahre älteren Kopf. Und da sitze ich noch dran. Denn ich schreibe dieses Buch auf Singalesisch … und Sie übersetzen …

Freude auf 35 Jahre Freizeit

Vordergründig haben Sie Recht, wenn Sie überzeugt sind: Der Anständige ist der Dumme auf dieser Welt. Haben Sie Recht, wenn Sie an den Hochleistungssport denken. Wer hier nicht dopt, ist sicherlich der Dumme. Verliert. Verdient kein Geld.

Haben Sie Recht, wenn Sie an die Welt der Künstler denken. Die in aller Regel drogenabhängig Grandioses schaffen und berühmt werden. Wie uns soeben ja der Prozess gegen einen der bekanntesten Maler vor Augen geführt hat. Ganz abgesehen von Trakl, Amy Winehouse & Co. Wenn Sie an die Welt der Topmanager denken. Die 20 Stunden durcharbeiten. Härter als Sie. Erfolgreicher als Sie. Reicher als Sie. Natürlich mit Aufputschmitteln tagsüber, mit Schlaftabletten nachts.

Sie also, der Anständige, der sich um seine Gesundheit kümmert, sind der Dumme. Schon deshalb, weil die durch Drogensucht entstehenden Krankheiten ja von Ihnen, von der Gesellschaft bezahlt werden. Falsch. Ganz falsch. Darf ich?

Nur, wer auf seine Gesundheit achtet, sich genetisch korrekt ernährt, Schlaf als Heilmittel sieht und seinen Körper sowohl in Ausdauer als auch Kraft trainiert, nur der kann überhaupt gesund 100 Jahre alt werden. Und alle, die diese Lebenseinstellung mit mir teilen, haben

35 Jahre Freizeit

vor sich, die sie fit und lebenslustig genießen können. Das ist eine sehr, sehr, sehr lange Zeit. Oder was wollen Sie zwischen 65 und 100 sonst noch alles anstellen?

Strahlen Sie mit mir. 35 Jahre. Freuen Sie sich auf Ihren 65. Geburtstag.

Dann geht's los!

Das forever-young-Tal

Ein echtes Forever-young-Tal soll in Südtirol entstehen. Ein gigantisches Projekt. Ein Tal, in dem Forever young gelebt wird. Falls Sie (noch?) tagträumen können, dann träumen Sie doch bitte einmal mit bei der Beschreibung dieses Tales:

- 84 Dreitausender
- 164 bewirtschaftete Almen
- 7 Schutzhütten
- 300 km Wanderwege
- 120 Trinkwasserquellen
- 35 Bergseen
- 10 000 Rinder
- 1500 Schafe und Ziegen
- 150 Pferde
- 3100 Rehe
- 2400 Gämsen
- 2 Skigebiete
- 80 km Langlaufloipen
- 49 Skitourengipfel
- 12 Rodelbahnen
- 24 Eiskletter-Wasserfälle
- 542,76 km² Urlaubsgebiet zwischen 860 m und 3499 m

Da denke ich an Ortswechsel. Da möchte ich sein. Dort möchte ich leben. Forever young in Südtirol. Besuchen Sie mich!

Register

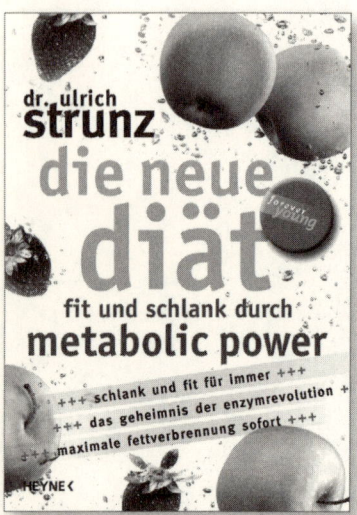